Schön & gesund

Markus Rothkranz

Schön & gesund

Wie du nicht nur jung und vital aussiehst, sondern dich auch so fühlst

Aus dem Amerikanischen von Ulrich Margin

HANS-NIETSCH-VERLAG

Hinweis für den Leser

Dieses Buch gibt die Gedanken und Ideen seines Autors wieder und liefert hilfreiche Informationen. Das Buch wurde nicht geschrieben, um Diagnosen bei gesundheitlichen Beschwerden zu liefern und ernsthafte persönliche Probleme zu behandeln; es kann daher auch keine bestimmten Resultate garantieren. Autor und Verleger beabsichtigen mit diesem Buch nicht, medizinische Ratschläge zu geben. Der Leser sollte daher bei Bedarf einen Arzt oder Heilpraktiker konsultieren. Autor und Verleger übernehmen keine Verantwortung für negative Folgeerscheinungen, die sich eventuell daraus ergeben, dass der Leser Inhalte dieses Buchs in nicht geeigneter Weise auf sich selbst anwendet.

Übersetzung: Ulrich Magin
Lektorat: Susanne Noll
Korrektorat: Hans Jürgen Kugler
Gestaltung: Kurt Liebig
Fotos/Illustrationen: Shutterstock, Markus Rothkranz, Kurt Liebig, Fotolia
Druck: Druckservice Schultheis

Hans-Nietsch-Verlag
Am Himmelreich 7
79312 Emmendingen

www.nietsch.de
info@nietsch.de

ISBN 978-3-86264-181-9

Inhalt

Der Jungbrunnen

Schön zu sein und gesund zu sein ist dasselbe. Je früher wir das verstehen, desto eher verbessert sich unser ganzes Leben. Schönheitsoperationen, Trend-Diäten, Schminke, Medikamente, schöne Kleider, Geld und Autos schaffen es nicht, uns besser aussehen und uns besser fühlen zu lassen. Wenn es dir nicht gefällt, wie du aussiehst und wie du dich fühlst, wenn dein Gesicht nicht mehr jugendlich strahlt, hilft es dir nicht, dir Spritzen ins Gesicht geben zu lassen oder Medikamente zu nehmen. Denn hinter der Fassade wirst du trotzdem älter und verbrennst deine Kraft. Willst du wieder jünger werden? (Damit meine ich nicht jünger *aussehen*, sondern wahrhaft jünger *werden*!)

Wusstest du, dass du den Alterungsprozess nicht nur aufhalten, sondern sogar *umkehren* kannst? Bist du dir bewusst, was bei dir falsch läuft? Wusstest du, dass du feststellen kannst, was in deinem Körper und deinen Organen nicht stimmt, indem du einfach dein Gesicht betrachtest? Wusstest du, dass du auch *dein Gesicht heilst*, wenn du deinen Körper und deine Organe heilst?

Was wäre, wenn du tatsächlich dabei zusehen könntest, wie die Fältchen aus deinem Gesicht verschwinden, wie deine Haare wieder

Die Natur weiß, was sie tut. Du bist perfekt – du weißt es nur noch nicht. Alles hängt zusammen, alles funktioniert wunderbar, und der große Entwurf der Schöpfung ist genial. Alles, was du jemals brauchst, wurde dir bei deiner Geburt geschenkt. Jetzt musst du nur noch lernen, wie man die Bedienungsanleitung liest.

dunkel werden und erneut dicht und kräftig wachsen? Wie Cellulite und Fett sich in Luft auflösen? Wenn du keine Stimmungsschwankungen, keine Kraftlosigkeit, keine Wutanfälle, keinen Frust, keine Depressionen und keine Schlafstörungen mehr hättest?

Was wäre, wenn du beim Blick in den Spiegel merktest, dass du von Monat zu Monat jünger wirst? Wenn Pickel, Fältchen, Falten und Leberflecke tatsächlich einfach so verschwänden?

Was wäre, wenn du morgens um vier völlig erfrischt und bereit für den neuen Tag aufwachtest? Wenn deine Hormone so unter Dampf stünden, dass du dich wieder wie 18 fühltest?

Was wäre, wenn du dich so gut und glücklich fühltest, dass das Leben wieder einen Sinn hat? Eine neue Lebenschance. Ein Neuanfang.

Die Lösung ist einfacher, als du denkst.

Du musst nur in den Spiegel sehen.

Die Natur weiß, was sie tut. Du bist perfekt – du weißt es nur noch nicht. Alles hängt zusammen, alles funktioniert wunderbar, und der große Entwurf der Schöpfung ist genial. Alles, was du jemals brauchst, wurde dir bei deiner Geburt geschenkt. Jetzt musst du nur noch lernen, wie man die Bedienungsanleitung liest.

Als ersten Schritt musst du begreifen, dass du NICHT zuerst auf dein Gehirn hören darfst. Dein Bewusstsein ist nur ein Tonband, voll mit allem, was andere jemals zu dir gesagt haben. Es ist das Gleiche, was diesen Menschen immer gesagt wurde oder was sie glauben. Es sind nur die Meinungen anderer Leute und der Gesellschaft. Es handelt sich um von Furcht geprägte Annahmen, abergläubische Vorstellungen und verrückte Ideen. Sie sind so weit von der Wahrheit entfernt, dass man eigentlich nur noch laut lachen kann. Deshalb ist die Welt so konfus – weil die meisten Leute ihre Entscheidungen und ihr Leben von den reproduzierten Glaubenssätzen der anderen abhängig machen.

Wir müssen uns selbst genau betrachten. Im wahrsten Sinne des Wortes.

Du kennst doch die Redensart „Mehr Schein als Sein“? Sie stimmt. Oft sagen Menschen genau das Gegenteil von dem, was sie fühlen oder sind. Sie sagen, sie seien gesund, aber ein Blick zeigt dir sofort, dass das nicht stimmt. Sie behaupten, sie seien glücklich, aber du hörst an ihrer Stimme, dass das nicht wahr ist. Die Augen von Menschen lügen nicht.

Der letzte Satz ist viel tiefgründiger, als du dir vorstellen kannst. Deshalb sage ich ihn noch einmal:

Die Augen von Menschen lügen nicht.

Damit meine ich nicht nur ihren emotionalen Ausdruck, sondern viel, viel mehr. Weißt du beispielsweise, dass du bei einem anderen Menschen sehen kannst, wie gesund seine Leber oder wie vergiftet sein Körper ist, wenn du ihm in die Augen blickst? Du siehst sogar, ob er als Kind gesünder oder kränker war als heute. Du siehst seine unbewussten Gedanken und Gefühlsmuster. Du siehst, ob ihn eine Krankheit innerlich auffrisst. Wenn du in den Spiegel schaust, kannst du das auch bei dir erkennen. Wenn du erst weißt, worauf du achten musst und wie du jemanden „liest“, eröffnet sich dir eine völlig neue Welt von Verstehen und Verständnis.

Wenn du in den Spiegel schaust, kannst du das auch bei dir erkennen

Die Augen sind die Fenster zur Seele und zum gesamten Körper.

Was ist der physische Körper? Er ist die körperliche Manifestation der Energien, die dich ausmachen. Durch einen bloßen Blick wissen die Menschen so viel über dich. Und mit dem, was ich dich lehre, wirst du Dinge über dich und andere erfahren, die dich umhauen. Viele halten das für eine übernatürliche Kraft. Aber es beruht tatsächlich nur auf dem Wissen, dass alles mit allem verbunden ist. Wenn du gelernt hast, was ich dich lehren werde, wirst du alles mit neuen Augen sehen. Du siehst ganz neu, wie perfekt wir geschaffen sind, wie großartig alles mit allem in uns vernetzt ist – nicht nur physisch, sondern auch geistig, emotional und spirituell. Respekt, Staunen und Ehrfurcht werden dich überwältigen. Wenn du erst einmal verstehst, wie wunderbar vernetzt dein Körper ist, wirst du dich fragen, was sonst noch so genial erschaffen wurde. Als Erstes merkst du, dass auch alle anderen Menschen so wunderbar beschaffen sind wie du. Nur will jeder Mensch etwas anderes und sieht deshalb anders aus. Deshalb sind wir alle Individuen mit unterschiedlichen Erfahrungen.

Als Nächstes wirst du erkennen, dass wir Menschen Teile eines umfassenderen Ganzen sind, das seinerseits Teil eines noch umfassenderen Ganzen ist. Und sobald wir verstehen, dass alles verknüpft ist, begreifen wir, dass jeder unserer Gedanken und jede unserer Handlungen auf alle und alles einwirkt und es unwiderruflich beeinflusst.

So wird das, was als eitle Tat beginnt, weil du lernen willst, wie du ein paar Falten loswirst, damit dich die Leute akzeptieren und mehr mögen, letztendlich zu einer Erfahrung, die dein Leben verändert und sich auf das gesamte Universum auswirkt. Du wirst es sehen.

Ja, ich mache dich wirklich wieder schön. Oder anders ausgedrückt: Ich lehre dich, wie du aus eigener Kraft wieder schön wirst. Und wenn du dich dazu erst einmal selbst ermächtigt hast, wird dich nichts mehr aufhalten können. Sobald Menschen merken, dass ihnen alles möglich ist, bekommt alles in ihrem Leben eine neue Dynamik – ihre Beziehungen, ihr geschäftlicher Erfolg, alles. Wenn ich dir dabei helfe, dich selbst (aus dir selbst heraus) wieder besser zu fühlen, dann ist das der magische Kraftstoff, der dich antreibt, die Welt verbessern zu helfen. Und wollen wir das nicht alle? Eine bessere Welt? Irgendjemand muss damit anfangen, warum also nicht du? Und was motiviert mehr, als sich im Spiegel zu betrachten?

Lass uns anfangen!

2 Eine völlig neue Betrachtungsweise

Es ist dumm von uns, uns für klüger als unseren Körper zu halten. Als Erstes musst du begreifen, dass nichts ein Zufall ist. Der Leberfleck zeigt sich nicht zufällig und ohne Grund auf deinem Körper. Und sein Platz ist ebenfalls nicht zufällig. Die Pickel auf deiner Haut. Die Tränensäcke unter den Augen, die Falten, die grauen Haare, der Haarausfall, die tiefen Falten, die von deiner Nase zu den Mundwinkeln reichen – warum gibt es sie und wodurch sind sie entstanden?

Die meisten Menschen haben nicht die leiseste Ahnung, was diese hässlichen Störungen verursacht. Auch nicht die hoch bezahlten Hautärzte, Schönheitschirurgen oder Kosmetiker sämtlicher Wellness-Oasen dieser Welt. Sie verkaufen nur teure, wirkungslose Cremes oder schneiden deine Haut auf, straffen sie und nähen sie wieder zusammen, damit du jünger wirkst. Aber darunter alterst und verfällst du weiter. Genauso verhält es sich mit den teuren Krankenhäusern und Ärzten: Sie nehmen gern dein Geld für Behandlungen, die nur die Symptome verbergen. Und die Kosmetikindustrie macht es ebenso: Sie nimmt all dein Geld, damit du jünger *wirkst*, aber tatsächlich nicht jünger *wirst*.

Die Lösung liegt nicht darin, den Rost zu überdecken, sondern herauszufinden, was den Rost überhaupt verursacht und ihn aufzuhalten. Es geht darum, den Körper zu reinigen und dann positive und gesunde Dinge zu tun, damit er nicht wieder rostet.

Der Mensch ist mit der wunderbaren Fähigkeit ausgestattet, sich selbst heilen zu können – und zwar physisch, emotional und geistig. Keine uns bekannte Maschine ist dazu fähig. Alle Maschinen verschleißen sich bloß. Viele von uns sind programmiert zu glauben, wir seien nur Maschinen und verschleißen genau wie diese, und das war's dann. Schluss und Aus. Manchmal versucht die Medizin, verschlissene Körperteile zu ersetzen, aber die halten nicht lange und helfen nicht viel. Warum? Weil die Medizin nicht die Ursache des Problems angeht.

Wir nehmen Alter und Verschleiß als selbstverständlich hin. Als sei das in Ordnung. Millionen von Menschen akzeptieren, dass sie mit fünfzig nicht mehr jung sind und von nun an allmählich abbauen. Sie halten graue Haare für normal oder denken, Haarausfall sei vererbt und man könne nichts dagegen tun. Sie glauben, mit dem Alter nehme man halt zu und es wäre normal, dass man nicht mehr die Hormone der Jungen hat. Man müsse das eben akzeptieren, so sei das Leben nun einmal und es sei normal, weniger Energie als vor zwei Jahrzehnten zu haben. Mich nerven solche Vorstellungen gewaltig. Sie wirken auf mich wie das Resultat einer Gehirnwäsche und ich halte sie für kompletten Unfug!

Wir nehmen Alter und Verschleiß als selbstverständlich hin

Es gibt Völker auf der Erde, bei denen es völlig normal ist, länger als hundert Jahre zu leben, keine Brille zu benötigen, kräftige Haare und jede Menge Energie zu haben. Selbst dann steckt noch mehr Leben in ihnen als in nur halb so alten Leuten aus der „modernen" Welt. Sie brauchen kein Geld, um glücklich oder gesund zu sein. Die Aktienkurse sind ihnen völlig egal, ebenso die Automarke, die man fährt, oder wie es der Wirtschaft gerade geht. Während du mit dem Stress beschäftigt bist, den Rechnungen und

Hypotheken in dir erzeugen, bewundern sie die Schönheit des weiten blauen Himmels und die Sonne wärmt ihre lächelnden Gesichter. Sie lieben das Leben.

Was wissen sie, wovon wir keine Ahnung haben?

Erst einmal müssen wir damit aufhören, alles so oberflächlich zu sehen. Wir haben ein Problem mit der Haut und kaufen sofort Hautcremes oder unterziehen uns teuren Hautbehandlungen. Aber die funktionieren nicht, weil die Haut nur die äußere Schicht von etwas viel Tieferem ist. Sie ist die dünne Außenschicht einer verschimmelten Frucht. Statt ein Problem zu verdecken, sollten wir unsere Kraft darauf verwenden, seine Ursache zu finden. Und dazu müssen wir schon unter die Oberfläche blicken.

Beginne damit, anders zu denken und die Dinge anders zu tun.

In der „modernen" Welt dreht sich unser ganzes Denken darum, Symptome zu behandeln. Zeigt sich irgendwo Rost, schmirgeln wir ihn ab und streichen Farbe darüber. Schmerzt etwas, schlucken wir eine Tablette. Wird dein Gesicht faltig, gehst du zum Schönheitschirurgen. Bist du verschuldet, leihst du dir noch mehr Geld. Läuft es in deiner Beziehung nicht glatt, verlässt du deinen Partner und suchst einen neuen. So läuft es in der „modernen" Welt. Niemand übernimmt für irgendetwas Verantwortung. Wir geben immer einem anderem die Schuld – der Wirtschaft, den Genen, dem Pech, anderen Leuten, dem Wetter, dem Alter –, nur nicht uns. Wir bedauern uns selbst und spielen mit Vorliebe das Opfer. Wir haben es gern bequem, möchten gerne gut essen, in gemütlichen Häusern leben, eine unkomplizierte Beziehung und einen ruhigen Job haben. Viele gerieten außer sich, bezeichnete man unsere westliche Kultur als faul. Aber so ist sie geworden – eine Gesellschaft, die sofort belohnt werden will. Wir wollen, dass unser Essen vorgekocht ist und sofort verzehrt werden kann. Wir wollen, dass ein anderer unser Essen kocht und uns bedient. Wir wollen, dass ein anderer

Beginne damit, anders zu denken und die Dinge anders zu tun

unsere Arbeit zu Hause und im Beruf für uns übernimmt: Wir wollen, wir wollen, wir wollen.

Beginne damit, nicht mehr zu wollen.

Du musst die Dinge erneut schätzen lernen. Ganz egal, für wie schrecklich du dein Leben hältst, es gibt immer, immer, immer etwas wertzuschätzen. Es spielt doch keine Rolle, wie krank dein Körper ist oder wie nahe du dem Tod bist. Bevor du deine Augen für immer schließt, schau dich noch einmal im Zimmer um. Sicher gibt es dort irgendetwas Schönes – eine Blume, den Glanz der Liebe im Auge eines Anwesenden, die Stimme von jemandem, die Berührung seiner Hände, die wärmenden und liebenden Sonnenstrahlen, die durch das Fenster scheinen. Es gibt immer etwas, das du wertschätzen kannst.

Das ist einer der ersten Schritte zu mehr Gesundheit, Schönheit und Glück. Was geschieht denn, wenn du deinen letzten Atemzug tust und diese Welt mit einem stillen Lächeln verlässt?

Du lässt los. Du gibst auf. Du wehrst dich nicht länger oder klammerst dich fest. Du lässt die Dinge zu. In diesem Augenblick übergibst du dich dem Universum, Gott oder wie immer du es auch nennst. Dein Ego lässt los und du wirst eins mit allem.

Das ist der allererste Schritt, den wir gehen müssen, um erleuchtet zu werden. (Merke dir das – es hat viel mit deinem Gesicht zu tun.) Denke einmal über das Wort „Erleuchtung“ nach. Es klingt fast wie „Erleichterung“ – Erleichterung von einer Last. Denke daran: Im Augenblick deiner Geburt hattest du bereits alles, was du brauchst. Alles Weitere ist Ballast. Das schließt nicht nur materielle Güter, Besitztümer und Verantwortungen mit ein, sondern auch Gedanken, Abhängigkeiten, Paranoia, Stress, Schulden und Ängste. Wenn wir am Ende loslassen, lassen wir all das gehen. Keine Ängste mehr. Wenn du zusätzlich zu deinem nackten Körper noch etwas brauchst, um dich ganz oder glücklich zu fühlen, bist du nicht wirklich erleuchtet.

Wenn es in den heiligen Schriften heißt, man müsse auf alle materiellen Güter verzichten, um erleuchtet zu werden, bedeutet das nicht, dass man alles weggeben muss! Man kann das natürlich tun, wenn man es will, das beschleunigt die ganze Sache. Aber die Schriften wollen eigentlich nur ausdrücken, dass du nicht wirklich etwas brauchst, um dich sicher, glücklich oder ganz zu fühlen. Du kannst alles haben, aber du darfst nichts davon *brauchen*. Anders gesagt: Es darf dir nichts ausmachen, wenn es dir weggenommen wird. Viele Menschen denken, das bedeute, es werde durch etwas Besseres ersetzt. Vielleicht. Oder auch nicht. Darum geht es nicht. Das wäre ja schon wieder eine Abhängigkeit. In diesem Fall hinge dein Glück nach wie vor davon ab, denn du hoffst darauf, etwas Besseres zu bekommen, das die Leere füllt. Aber – da ist gar keine Leere. Das ist die Täuschung.

Ich fühlte mich am lebendigsten und kraftvollsten, als ich alles aufgab, was ich physisch besaß, in die Wüste ging, meine Kleider auszog und vierzig Tage in der Einöde Arizonas verbrachte. Ich erwachte unter einem Felsen und einem majestätischen blauen Himmel mit eleganten Wolken, die ein stilles Ballett tanzten, während ein wunderschöner Adler anmutig seine Kreise zog. Ganz in meiner Nähe knabberte ein Kaninchen still an ein paar Grashalmen. Einige Vögel hüpften umher. Ich blickte um mich und sah Eichhörnchen, Wüstenschildkröten, Käfer, Eidechsen und Schmetterlinge ... Alle lebten gemeinsam sorgenfrei vor sich hin. Sie hatten keine Angst vor mir. Sie nahmen mich als einen der ihren an. Das war eine der wunderbarsten und schönsten Erfahrungen, die ich je gemacht habe. Ich besaß weder ein schickes Haus noch ein Auto, kein Geld, nicht einmal Kleidung. Aber sie nahmen mich an und respektierten mich völlig. Wow! Was für ein Kick. Ich spürte, wie Gott mich anlächelte.

Wenn ich sage, du sollst loslassen, meine ich damit nicht sterben. Ich meine damit, du sollst endlich aufwachen! Wenn du das tust, leerst du dein Bewusstsein und vergisst alles, was man dir je beigebracht hat. Du lässt alle Angst los, jede Glaubensvorstellung und jede Programmierung, die dir die Gesellschaft eingegeben hat. Es ist dir einfach egal.

Das Einzige, was nun zählt, ist dieser Augenblick – das Jetzt und was du gerade fühlst. Es ist egal, ob es ein Morgen gibt. Es ist egal, was gestern passiert ist oder letzten Monat oder letztes Jahr. Wenn du alles aufgibst, ist all das völlig gleichgültig. Du wirst dir bewusst, wie du atmest, und spürst deine Haut. Wie eine Schwangere das werdende Leben in sich fühlt, spürst du im Zustand der völligen Bewusstheit deine inneren Organe, wie sie gemeinsam atmen, wie eine Familie füreinander da sind ... sie reisen mit dir, arbeiten mit dir in dir zusammen, ... sie machen all das möglich, was du wahrnimmst und erlebst.

Ich blickte um mich und begriff, dass das Kaninchen, das Eichhörnchen, die Eidechse, die Felsen, die Sonne und Pflanzen und alles andere friedlich und still zusammenlebten und dadurch ein großartiges Ökosystem schufen ... so, wie die Teile meines Körpers still zusammenlebten, um mich zu erschaffen. Und das, was ich „ich" nannte, wurde nun ein Teil dieses Ökosystems, das ein Teil der Erde war, die ein Teil vom großen Ganzen ist.

Das ist schön, oder?

Jetzt fragst du dich sicherlich, was das mit deinem Gesicht zu tun hat? Eine ganze Menge. Wenn du nicht wirklich verstehst, was ich gerade gesagt habe, ist dein Gesicht gestresst und sieht nicht schön aus. So einfach ist das.

3 Alles ist miteinander verbunden

Alles ist miteinander verbunden. Jeder Teil deines Gesichts ist mit einem anderen Teil deines Körpers verbunden. Die Chinesen wissen das bereits seit Tausenden von Jahren und ich sage es noch einmal: Alles ist miteinander verbunden. Dies ist die wichtigste Erkenntnis überhaupt. Funktioniert ein Teil deines Körpers nicht mehr richtig, zeigt sich das in deinem Gesicht. Du kannst sofort sehen, was mit deinem Körper nicht stimmt, wenn du dir dein Gesicht anschaust. Du brauchst keinen Arzt und keine teuren Untersuchungen mehr, um herauszufinden, was mit dir nicht stimmt. Und nicht nur das – du wirst auch wissen, was du tun musst, um dich selbst zu heilen, sobald du herausgefunden hast, was bei dir nicht stimmt! Ist das nicht wunderbar? Keine Vermutungen mehr, keine teuren Untersuchungen, keine Krankenhausaufenthalte.

Soll dein Gesicht wirklich jünger aussehen, musst du deinen Körper von Grund auf reinigen. Es ist an der Zeit für einen ernst-

Die ganze Natur kennt nur Verbundenheit.

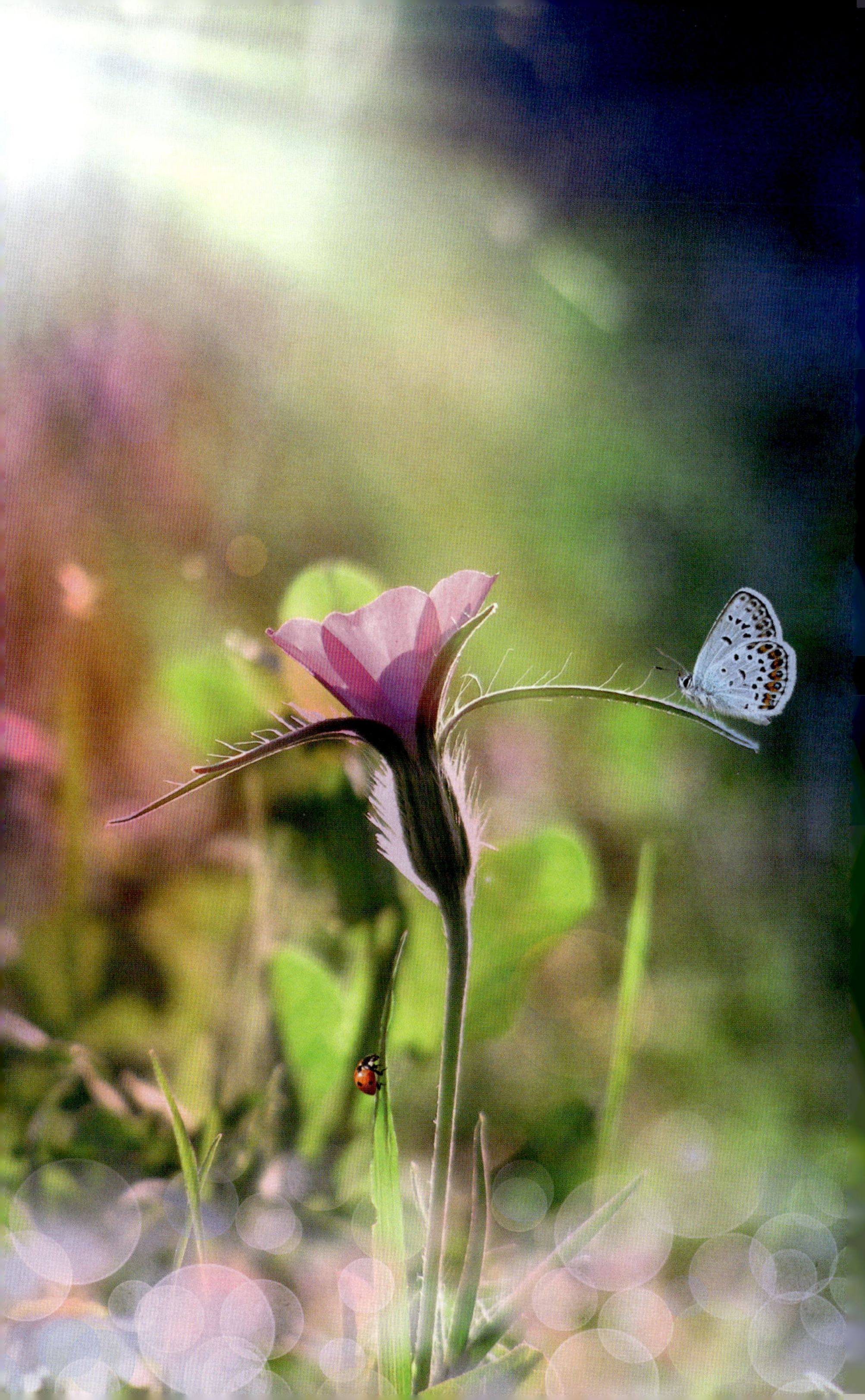

haften Großputz. Es gibt keine Abkürzungen, die auf Dauer den gewünschten Erfolg bringen. Wenn du nicht glücklich und gesund bist, kann kein Schönheitschirurg der Welt das übertünchen. Lass dir von mir zeigen, wie du glücklich und gesund wirst … und zwar zuerst im Inneren und dann im Äußeren. Dein Körper und dein Gesicht spiegeln das wider, was in dir vorgeht. Wenn du die Zeit zurückdrehen und dabei auch langfristige Erfolge erzielen möchtest, musst du die Ärmel hochkrempeln und dein Inneres säubern. Eine solche Reinigung muss sehr gründlich sein, und es gibt keinen Grund, sich davor zu fürchten.

Du kannst dabei nicht schummeln, denn es gibt keine Abkürzung, weil alles miteinander verbunden ist. Die Chinesen beherzigen das seit Jahrtausenden, weil in China nur ein Arzt, dessen Patienten es besser geht, Geld verdient. Wurde der Kaiser nicht gesund, verlor der kaiserliche Arzt seinen Kopf. Das nenne ich Motivation! Chinesische Ärzte mussten wissen, was sie tun, denn davon hing ihr Leben ab. Wäre das heute in der westlichen Welt genauso, blieben 95 Prozent der Krankenhäuser und Wartezimmer leer.

Das moderne Gesundheitssystem kuriert nur Symptome und Körperteile ohne sich um die Ursachen zu kümmern. In der östlichen Medizin weiß man, dass Ursachen nicht allein physisch, sondern auch emotional und umweltbedingt sind, denn wir können zweifelsohne an einem gebrochenen Herzen sterben. Die östliche Medizin hat erkannt, dass wer innerlich (durch Verkalkung der Arterien, Versteifung der Muskeln usw.) starr wird, auch geistig, emotional, im Beruf und in den Beziehungen erstarrt. Was wir im Inneren tun, beeinflusst unser Äußeres, was wir im Äußeren tun, hat Folgen für unser Inneres. Wir wissen, was im Inneren vorgeht, wenn wir das Äußere

Wir wissen, was im Inneren vorgeht, wenn wir das Äußere betrachten

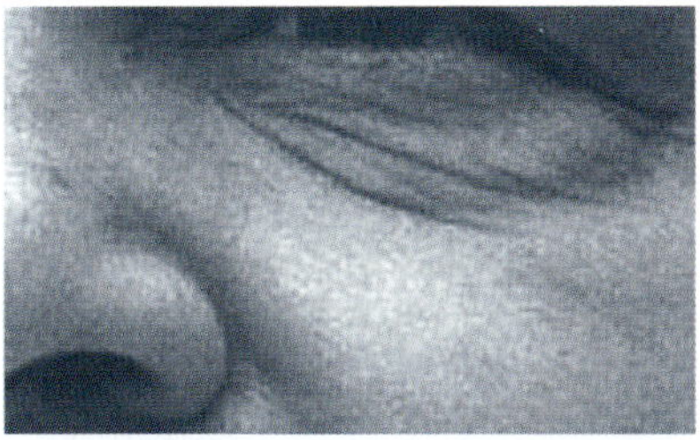

Schwere Nierenprobleme – Niere verschleimt und voller Steine. Dickdarm überladen und entzündet. Prostata geschwollen. Wucherung auf der linken Herzseite

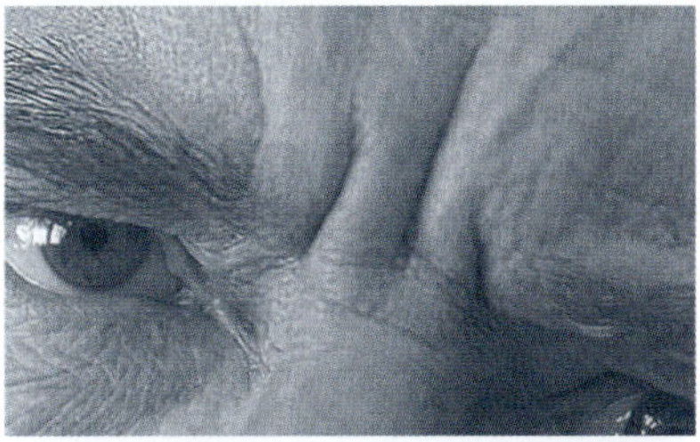

Schwere Leberprobleme verursacht durch Trinken und Fleischkonsum. Oft wütend, Verdauungsprobleme, Blähungen, Prostatakomplikationen, Schlafschwierigkeiten, Steifheit auf der rechten Seite, Verstopfung

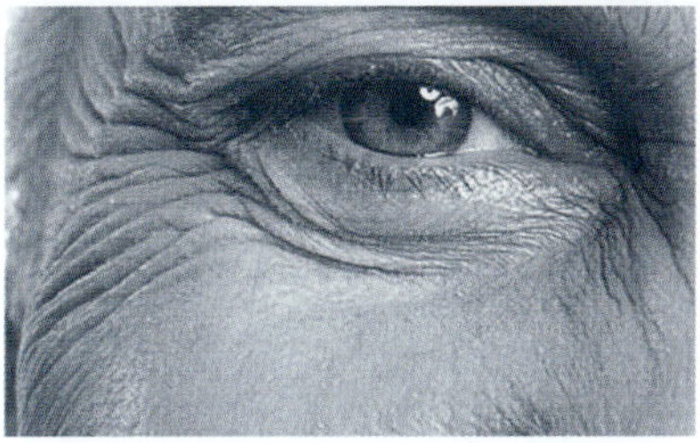

Schwere Leber- und Nierenprobleme führen zu Arthritis, Steinen, einer Überfunktion der Schilddrüse, Hämorrhoiden, hormonellen Störungen, Magenverstimmung, Kopfschmerzen, Kraftlosigkeit, Schlafschwierigkeiten, schwacher Atmung, Blasen- und Herzleiden.

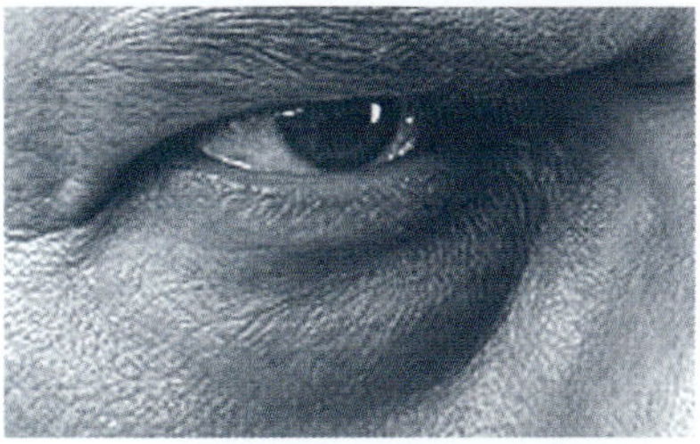

Stark geschwollene Nieren mit Steinen. Rückenschmerzen, hoher Blutdruck. Zu viel tierisches Eiweiß, Zucker, Alkohol, Stress, Salz, Koffein, Reis und Brot. Überzuckerung, ausgelaugte Nebennieren, Bluthochdruck

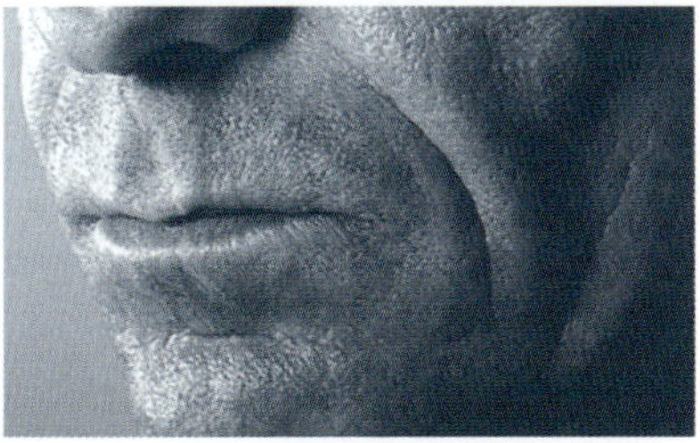

Dickdarm verstopft und entzündet, Reizdarmsyndrom, insbesondere absteigendes Kolon, Hämorrhoiden, Fortpflanzungsorgane versagen. Herz durch Plaque geschwächt. Lungen durch Rauchen geschwächt.

betrachten: das Gesicht, die Augen, die Haltung, die Hände, wie wir atmen, reden, denken und uns bewegen, selbst wie wir die Schuhe tragen. Unser Äußeres sagt nicht nur direkt etwas darüber aus, ob wir Probleme mit der Leber, dem Herzen oder den Nieren haben, sondern auch, wo die Ursachen dafür liegen.

Die Erbanlagen sind nur der Ausgangspunkt. Es liegt an uns, was wir mit unserem Körper tun, wie wir ihn behandeln und gesund machen. Was aus uns wird, liegt allein bei uns. Alles lässt sich verändern: wie unser Gesicht aussieht, unsere Knochen, einfach alles. Wir müssen nur lernen, unser Gesicht und unseren Körper zu lesen. Wir haben die Zügel in der Hand. Echte Heiler halten uns lediglich einen Spiegel vor, damit wir erkennen, was wir uns selbst antun.

Ist dir schon einmal aufgefallen, wie schrecklich du aussiehst, wenn du gestresst, erschöpft, krank oder wenn du nicht genug geschlafen hast? Du hast dann mehr Falten, Fältchen und Ringe unter den Augen. Sobald du aber ausgeschlafen und richtig gegessen hast und dich glücklich fühlst, sind viele Falten, Fältchen und Ringe wieder verschwunden. Dieser Zustand hält jedoch nicht lange an, sondern hängt davon ab, wie gesund wir gerade sind. Viele Menschen leben ihr ganzes Leben lang ungesund und ihre Falten verschwinden nie. Solche Leute wissen vermutlich nicht einmal, dass ihr Gesicht auch anders aussehen kann.

Wenn uns jemand körperlich oder emotional berührt oder uns inspiriert, geht es uns besser. Wir fühlen uns stimuliert und ein bisschen leichter. Das betrifft auch unsere Körperteile und Organe. Wenn du beispielsweise deinen kleinen Finger massierst, regst du damit dein Herz an, weil die Nervenstränge miteinander verbunden sind. Massierst du deine Daumen, stimulierst du damit deine Lungen. Wenn du aber den ganzen Tag lang auf deinem Steißbein sitzt, spürst du vermutlich nur einen Druck auf deiner Nasenhöhle und deinen Nebenhöhlen. Wenn du auf ein Körperteil Druck ausübst, wirkt sich das auf einen anderen aus. Dieses Prinzip funktioniert auf vielen Ebenen. Wenn du deine Nieren erschöpfst, zeigt sich das unter deinen Augen und an vielen anderen Stellen. Es macht dich auch unentschlossen bei der Arbeit und im Leben. Denn die Nieren entscheiden, was wir halten und was wir abstoßen. Wenn sie nicht richtig arbeiten, funktionieren auch wir nicht richtig. Es geht dann nicht darum, Kräuter oder Medikamente einzunehmen, um die Symptome zu kaschieren –, wir müssen die Ursachen angehen. Essen wir beispielsweise Zucker, verursacht das nicht nur Pickel, sondern bringt unseren gesamten Körper aus dem Gleichgewicht und damit auch unser Denken oder die Energie, die wir ausstrahlen. Sie zieht entweder Erfolg, Wohlstand, Gesundheit, gute Beziehungen und Langlebigkeit an oder stößt sie ab. Der Energiezustand beeinflusst alles. Deshalb finden wir gesunde und erfolgreiche Menschen anziehend und meiden kranke und erfolglose. Trauer kann uns tatsächlich krank machen und ernste Krankheiten verursachen. Wahre Gesundheit umfasst Körper, Geist und Seele. Sie ist die Folge dessen, was wir essen, trinken, betrachten, lesen, sagen, denken und tun. Unsere Eltern schenkten uns den Körper. Was wir damit tun, ist allein unsere Entscheidung.

Der Dickdarm beispielsweise dient dazu, Müll auszuscheiden. Klammert sich ein Mensch an die Trauer, hat der Dickdarm Probleme bei der Ausscheidung. Dann muss er lernen, wie er den emotionalen und geistigen Schmerz loslässt, damit die entsprechende Körperfunktion auch loslassen kann.

Nach vielen Jahren, in denen du mit Tausenden von Menschen zu tun gehabt hast, beginnst du, gewisse Entsprechungen zwischen dem Aussehen von Menschen und ihren Gesundheitsproblemen zu erkennen. Trinkt jemand zum Beispiel viel Alkohol, weist sein Gesicht nach einiger Zeit bestimmte Merkmale auf. Ist jemand von Süßigkeiten abhängig, zeigen sich andere Merkmale. Jahr für Jahr zeigen sich bei den Menschen die gleichen Muster. Nach einiger Zeit stellst du fest, dass dies kein Zufall ist. Man hat es über viele Jahrhunderte hinweg untersucht, beschrieben und bestätigt.

Ein guter chinesischer Heiler sieht dir ins Gesicht und weiß sofort, was bei dir nicht stimmt. Er weiß es sogar, wenn er nur deine Schuhe betrachtet oder sich ansieht, wie du deine Knöpfe zumachst. Ist beispielsweise die Hinterseite vom Absatz abgenutzt, zeigt das gewöhnlich Probleme mit den Nieren an.

Wie die Haare oder Nägel eines Menschen aussehen, sagt ebenfalls viel über seinen Gesundheitszustand aus. Sind die Nägel brüchig? Brechen sie leicht ab? Haben sie Rillen oder sind sie glatt? Sind sie ein bisschen gelb? Haben sie Flecken? All diese äußeren Anzeichen bedeuten etwas.

Hast du Leberflecke, Pickel, Schwellungen oder Mitesser im Gesicht? Weißt du, dass eine Schwellung auf deiner Wange etwas anderes als eine Schwellung auf deiner Stirn bedeutet? Die Stelle, wo sie auftritt, ist *kein* Zufall. Sie zeigt an, dass es um zwei unterschiedliche Organe geht.

Alles ist miteinander verbunden. Die Energie fließt durch deinen Körper wie auf Straßen. Wird sie blockiert, bringt das den Fluss ins Stocken oder staut ihn auf. Was passiert auf einer vierspurigen Autobahn bei einem Unfall, wenn nur noch ein oder zwei Fahrstreifen für den Verkehr offen sind? Es kommt zu kilometerlangen Staus, die jede Menge Ärger verursachen. Die LKWs liefern zu spät ihre Waren aus und die Menschen in den Autos fangen an, die giftigen Abgase der anderen Autos einzuatmen. Genauso sammeln sich die Schadstoffe in unseren Zellen an, wenn diese nicht richtig fließen und arbeiten können.

Die Menschen, die in den Autos festsitzen, greifen dann zu ihren Handys, rufen im Büro oder zu Hause an und geben Bescheid, dass sie sich verspäten. Folglich sind auch Menschen betroffen, die viele Kilometer entfernt sind. Wenn deine Leber, dein Dickdarm, deine Nieren, deine Bauchspeicheldrüse oder deine Milz Probleme mit einem Stau haben, schnappen sie sich ebenfalls ihr Handy und informieren die anderen Körperteile, die auf sie warten. So weißt du genau, dass etwas in dir nicht in Ordnung ist, wenn du einfach nur dein Gesicht betrachtest.

Alles ist miteinander verbunden. Dein Körper verfügt mit dem Nervensystem über ein gewaltiges Kommunikationsnetzwerk. Rufen zu viele gestresste Körperteile an, hat das Telefonsystem mächtig Stress – wie eine Hotline, die eine Million Beschwerden gleichzeitig entgegennehmen muss. In diesem Zustand kannst du nicht mehr richtig funktionieren. Du kannst dich nicht mehr konzentrieren und findest keine Ruhe. Du kannst deinem Partner nicht mehr glücklich in die Augen schauen, dort ein funkelndes Universum erblicken und erlauschen, was es sagt. Zu viele Störgeräusche!

Im Leben gibt es eigentlich kaum Überraschungen. Wir sind es, die die Signale nicht zu deuten wissen. Krankheiten fallen nicht vom Himmel, sie kommen nicht zufällig. Noch bevor du eine Schwellung oder einen starken Schmerz spürst, die anzeigen, dass etwas nicht stimmt, hat dir dein Körper längst jede Menge Signale geschickt. Einige davon sogar recht deutlich. Aber viele Anzeichen werden mit einem Schulterzucken als belanglos abgetan, sie nerven nur und treten auf, wenn es gerade nicht passt. Warum wohl produziert dein Körper diesen Pickel dann, wenn du ihn überhaupt nicht gebrauchen kannst? Weil das seine einzige Möglichkeit ist, deine Aufmerksamkeit zu bekommen! Dein Körper schreit dich an und sagt: „Hey! Da ist was im Gange – achte darauf!“ Und was machst du? Du drückst ihn aus, rasierst ihn ab, schmierst eine chemische Salbe darauf und versuchst dann, ihn mit Make-up zu überdecken. Nur weiter so – kehr den Dreck unter den Teppich!

Ich weiß, dass du jetzt denkst: Was ist schon ein Pickel? Du hast gestern einen Donut gegessen, eine Pizza oder eine Dreifachportion Soft-Eis. Du weißt, dass du etwas gegessen hast, was du besser nicht gegessen hättest. Deshalb kommt am nächsten Tag ein Pickel. Kein Problem. Nach ein paar Tagen ist der wieder weg. Stimmt's?

Aber vermutlich weißt du gar nicht, dass du überhaupt keinen Pickel bekommen würdest, wenn du wirklich gesund wärest und in deinem Innern alles richtig funktionierte. Deine Leber würde die Fette und Öle verarbeiten und deine Nieren würden den Zucker und die Eiweiße einfach aus deinem Körper ausscheiden. Erst wenn die Leber und die Nieren überlastet und voll von Schadstoffen sind, ein „Alles belegt“-Schild ins Fenster hängen und alles Ankommende wegschicken, machen die fremden Eiweiße und der ölige Schlamm kehrt und reisen in der Blutbahn weiter. Einiges davon wird zu Fett, das deine Hüften und deine Gedärme speichern.

Aber wenn dein System stärker verdreckt ist, als dein Körper verarbeiten kann, drückt er das im wahrsten Sinne des Wortes durch deine Haut heraus. Darum handelt es sich bei Ekzemen, Psoriasis, Schuppen, Pickeln, Zysten, Ausschlag und allen anderen Hautveränderungen tatsächlich ... um Giftmüll, der ausgeschieden werden soll. Er sitzt auf deiner Haut, brennt sich, wenn du in die Sonne gehst, in deine Haut ein und erzeugt – du weißt es schon – Melanome, zu Deutsch: Hautkrebs. Denn nicht die Sonne verursacht in erster Linie Hautkrebs, sondern die ganzen Schadstoffe auf deiner Haut, die in deine Hautzellen eingebacken werden. Und zwar nicht nur die Schadstoffe, die von innen nach draußen drängen, sondern auch die hochgiftigen Chemiecocktails, die du auf deine Haut schmierst, um genau das zu verhindern. Sonnencreme ist einer der Hauptauslöser von Hautkrebs. Schau dir nur mal ihre Bestandteile an. Würdest du Hautcreme trinken? Da lägest du in null Komma nichts in der Notaufnahme. Warum aber schmierst du sie dann auf deine Haut? Sie gelangt auch in deinen Blutkreislauf und vergiftet deine ohnehin schon belastete Leber. Entschuldige bitte diese Abschweifung, aber wir reden ja über Haut und Gesundheit, und da ist es wichtig, auf diese Zusammenhänge hinzuweisen.

Doch zurück zum Pickel. Du weißt vermutlich, was ihn verursacht hat (die Pizza nämlich), aber warum er gerade an dieser bestimmten Stelle in deinem Gesicht (oder auf deinem Körper) aufgetaucht ist, darüber denkst du kaum nach. Du denkst bestimmt, es handele sich um reinen Zufall. Manchmal sprießen Pickel ja an den absonderlichsten Stellen. (Hattest du mal einen auf dem Augenlid? Ich schon!) Aber das ist kein Zufall, sondern das Ergebnis eines perfekt entworfenen und funktionierenden Systems. Pickel sind das Warnblinklicht auf dem Armaturenbrett – du weißt bloß nicht, was sie dir sagen wollen (Augenlid bedeutet Nieren).

Damit du nicht länger unwissend bleibst, habe ich dieses Buch geschrieben.

4 Nichts ist Zufall

Der Pickel ist kein Zufall. Er taucht genau an der Stelle auf, wo dein Schwachpunkt ist, und damit meine ich nicht nur die Haut. Das Ganze geht noch viel tiefer – und du wirst staunen, was für ein wunderbares Netzwerk dein Körper tatsächlich ist.

Dein Gesicht ist eine Landkarte.

Stell dir die Karte eines Landes vor, die in einer Einsatzzentrale hängt. Plötzlich leuchtet auf der Karte ein rotes Blinklicht über einer Stadt auf. Der Sicherheitsstab wird sofort aktiv, greift zum Telefon und ruft über die Hotline das Hauptquartier an. Dein Gesicht ist eine solche Karte. Jede Stelle deines Gesichtes ist direkt mit bestimmten Körperteilen und Organen verbunden. Wenn irgendetwas mit einem Körperteil oder einem Organ geschieht, blinkt ein Licht auf der Karte deines Gesichtes und in den Körperteilen auf, die entlang dieser Leitungen, der so genannten Meridiane, liegen.

Ein Pickel, ein Leberfleck oder ein heller/dunkler Fleck kann sich auf deinem Arm, Bein, Rücken oder Finger zeigen – eigentlich überall. Jede äußere Stelle deines Körpers ist auf großartige Weise mit einer Stelle im Inneren verknüpft. Begreifst du, was das

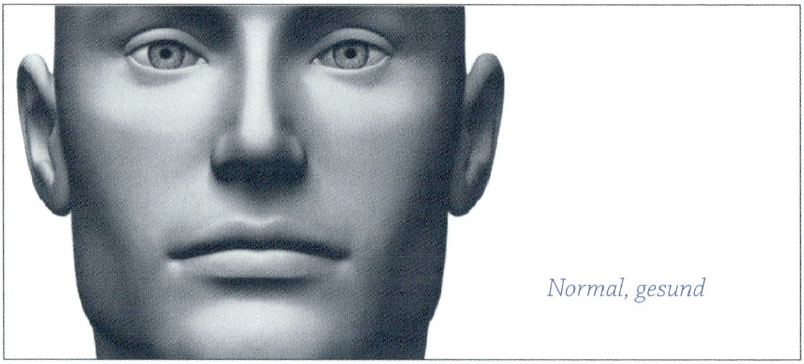

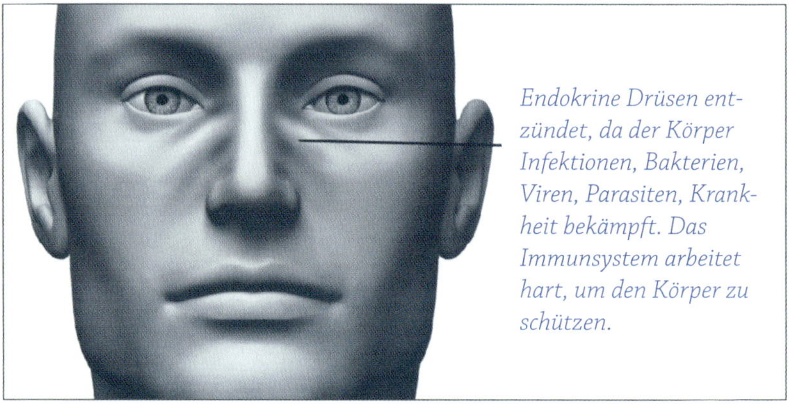

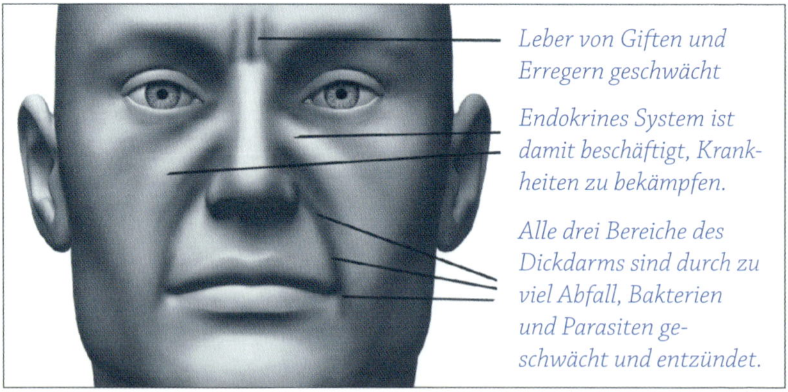

Endokrines System, Leber und Dickdarm

bedeutet? Wir können in uns hineinsehen, ohne dass man uns aufschneiden muss. Unser ganzer Körper ist ein einziger Röntgenschirm. Wir können in uns hineinschauen, ohne einen Arzt aufsuchen zu müssen. Wir brauchen keine Blut- und Urinuntersuchungen, keine Stuhlproben, Speicheltests, gynäkologische und rektale Untersuchungen, keine Biopsien, Mammografien, Scans, radioaktive Kontrastmittel, Haaranalysen oder mediales Schauen in die Kristallkugel.

Du musst dich nur selbst betrachten. Die Wahrheit steht dir im Gesicht geschrieben.

Der Pickel ist ein einfaches Warnzeichen. Er kommt schnell und geht schnell wieder. Er ist ziemlich flüchtig. Aber manche Dinge dauern länger.

Noch einmal: Dein Gesicht will deine Aufmerksamkeit und tut alles, was dafür nötig ist.

Jeder von uns hat seine eigene Vorstellung, wie das perfekte Gesicht aussieht: glatt, weich und faltenlos, ohne Pockennarben oder eingesunkene Stellen oder Schwellungen. Überall eine gleichmäßige, warme Gesichtsfarbe, ohne große Poren, ohne Pickel, Mitesser, Leberflecken oder Krähenfüße. Klingelt es bei dir, wenn du diese Anzeichen in deinem Gesicht siehst, oder bist du völlig zufrieden mit deinem Gesicht? Wie die meisten blickst du wahrscheinlich in den Spiegel und schaust fassungslos auf die Falten, Augenringe und Leberflecke, die von Jahr zu Jahr deutlicher werden. Stimmt's?

Wusstest du, dass all diese Dinge nicht nötig sind? Sie haben die gleiche Funktion wie der Pickel und sind nur ein Anzeichen dafür, was in dir vorgeht. Sie sind kein beiläufiges Ergebnis des Alterungsprozesses. Sie sind Warnzeichen.

Hast du dich je gefragt, warum die Nasen bei Menschen wachsen, wenn diese älter werden? Wusstest du, dass die Nase dem Herz entspricht? Wenn Flecken auf deiner Nase auftauchen, hast du Flecken auf deinem Herzen.

Wusstest du, dass die tiefen Falten, die von deinen Mundwinkeln zur Nase hoch verlaufen (die sogenannten nasolabialen

Falten), den Zustand deines aufsteigenden Kolons, des Querkolons und des absteigenden Kolons (Dickdarms) anzeigen?

Wusstest du, dass die Region um und unter deinen Augen mit deinen Nieren verbunden ist?

Jetzt wird es spannend, findest du nicht?

Jetzt habe ich bestimmt dein Interesse geweckt. Willkommen in der faszinierenden Welt des menschlichen Körpers!

Alles ist miteinander verbunden – und zwar in einem größeren Ausmaß, als du es dir vorstellen kannst. Sogar deine Gedanken, Gefühle und Ideen haben Einfluss auf dein physisches Aussehen, und dein körperliches Befinden beeinflusst wiederum deinen Körper und dessen Gesundheitszustand. Deine Gefühle beeinflussen dein Aussehen. Dein Aussehen beeinflusst deine Gefühle. Du solltest daher mit deinem Aussehen zufrieden sein, sonst begibst du dich in eine Abwärtsspirale. Du kannst ja das verändern, was du siehst. Deshalb hast du dieses Buch gekauft. Und letztendlich wird es dich grundlegender bei der Heilung unterstützen, als du es je für möglich gehalten hast.

Deine Gefühle beeinflussen dein Aussehen. Dein Aussehen beeinflusst deine Gefühle.

Nimm meine Feststellung, dass alles miteinander verbunden ist, nicht auf die leichte Schulter. Angenommen, du nimmst irgendetwas zu dir, was dich trösten soll. Du weißt, es ist nicht gesund, aber du brauchst es, um dich gut zu fühlen, weil etwas Unangenehmes in deinem Leben passiert ist. Ein einziges Mal kann ja nicht viel Schaden anrichten. Aber vermutlich greifst du in solchen Momenten zu etwas, von dem du abhängig bist – etwas, das du schon seit Jahren isst oder trinkst, vielleicht schon dein ganzes Leben lang. Kaffee, Alkohol, Käse, Brot, Milch, Pizza, Müsli, Kuchen, Fleisch, Schokolade, Pfannkuchen, Törtchen, Pommes, Speck … Jeder hat da so sein Laster. Vielleicht kannst du eine Woche, einen Monat oder gar ein Jahr lang darauf verzichten. Aber dann hast du Stress (oder du bist auf einer Party), es macht klick, und du verfällst wieder in deine alten Gewohnheiten.

Frauen essen in der Regel viele Kohlenhydrate und Männer viel Fleisch. Beide Ernährungsvorlieben belasten die Nieren. Alle auf Mehl basierenden Produkte (Brot, Pizza, Cracker, Kuchen, Kekse, Müsli usw.) werden im Körper zu Zucker verarbeitet, was eine Insulinreaktion zur Folge hat. Bauchspeicheldrüse und Nieren arbeiten auf Hochtouren. Dies führt zu einer Überzuckerung (in diesem Zustand bist du nicht gut drauf, weil du nur wenig Energie hast) und letztendlich zu Diabetes. Fleischesser sind nicht besser dran. Die schweren Eiweiße überlasten die Nieren und verwandeln sie im Lauf der Zeit zu Stein.

Gleichzeitig bilden sich Säcke unter deinen Augen. Du siehst nur noch verschwommen. Fältchen entstehen um die Augen herum, weil die Eiweiße Quervernetzungen in der Haut erzeugen, wodurch die Haut dünn und spröde wird.

Ein Blick in den Spiegel sagt dir, dass du nicht mehr wie früher aussiehst. Darüber machst du dir mehr Sorgen als über das verschwommene Sehen. Keiner wird mitbekommen, dass sich deine Sicht verschlechtert, aber die Säcke unter deinen Augen und die Falten zeigen deutlich, dass du nicht mehr der bist, der du früher einmal warst. Die meisten Menschen schreiben das einfach dem Alter zu und versuchen, diese Dinge mit Schminke oder Schönheitsoperationen zu beseitigen. Sie verstehen nicht, dass sie nur die Symptome verstecken, aber nicht die zugrunde liegenden Probleme angehen. Sie werfen Tausende von Euro für Operationen und andere Maßnahmen aus dem Fenster. Und das nur, weil sie verzweifelt versuchen, die Zeichen des „Alterns" zu verstecken. Sie begreifen nicht, dass es sich um Hilfeschreie des Körpers handelt. Stattdessen essen sie weiterhin die gleiche Nahrung, führen den gleichen giftigen Lebensstil, und ihr Körper bricht innerlich immer weiter zusammen. Die Nieren verkalken und werden steinhart und können das Blut nicht mehr richtig filtern. Während die Nieren allmählich versagen, treten weitere Hinweise auf – der Geschlechtstrieb schläft ein, die Prostata macht Probleme, der Rücken schmerzt, man ist immer müde, hat Schlafprobleme, die Haare werden brüchig und

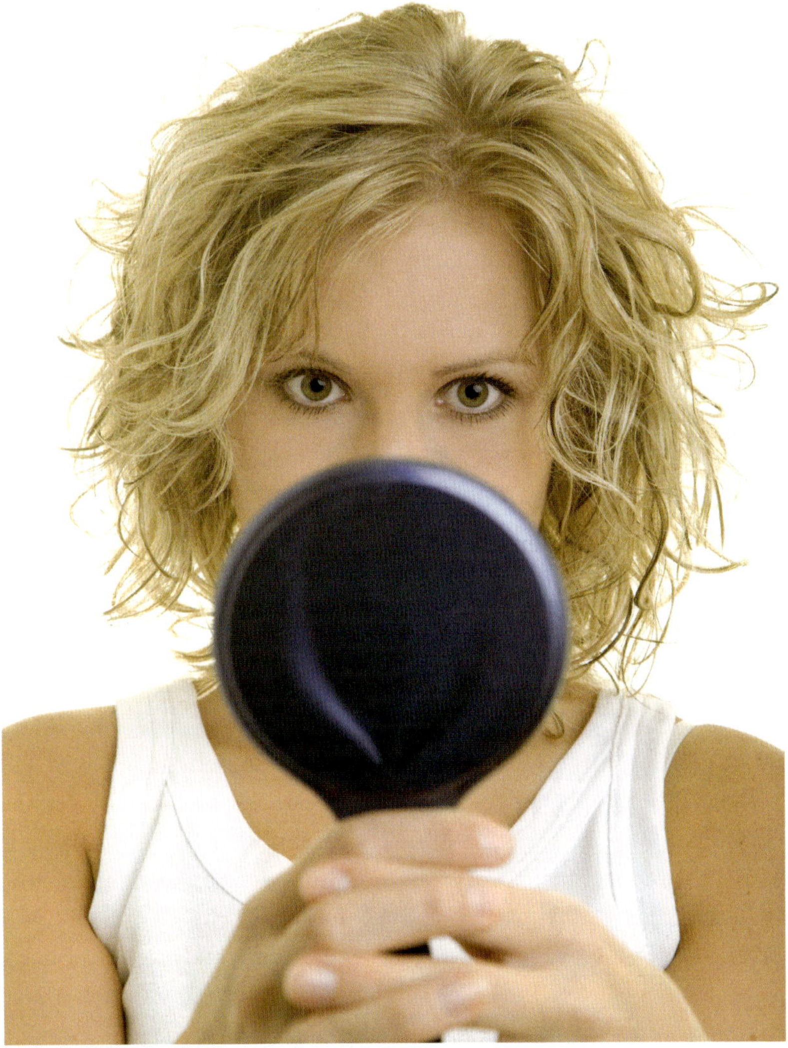

Ein Blick in den Spiegel sagt dir, dass du nicht mehr wie früher aussiehst.

fallen aus, die Nägel werden spröde – und was nicht sonst noch alles.

Aber dennoch merkt der Betroffene immer noch nicht, dass alles zusammenhängt. Es ist halt „das Alter“ oder „die Wechseljahre“ oder „zu viel Stress“, „nicht genug Geld“, ... (trage hier ein, was dir einfällt). Das Schlimmste ist, wenn sich ein Paar dann noch gegenseitig die Schuld daran gibt.

Dieses Verhalten muss aufhören.

Viele Probleme der Welt ließen sich lösen, wenn die Menschen verstünden, warum sie so unglücklich sind. Du wirst nicht dadurch glücklich, dass du dich von deinem Partner trennst und einen anderen suchst oder dir ein größeres Haus kaufst oder ein schnelleres Auto oder mehr Geld verdienst. Das ist alles nicht schlecht, aber ich wette darauf, du könntest auf alles verzichten, würdest du dafür dreißig Jahre jünger und könntest deinen Anblick im Spiegel wieder genießen. Und das ist möglich.

Was ich jetzt sage, kann dein Leben auf erstaunliche Weise verändern:

Wenn du deinen Körper heilst, heilst du dein Gesicht!

Sicher weißt du bereits, dass wahre Heilung aus deinem Inneren kommt – und zwar nicht nur geistig, emotional und spirituell, sondern auch körperlich. Wenn du den Körper heilst, heilst du auch deine Emotionen und deinen Geist! Denk daran: alles ist miteinander verbunden.

Deine Organe verarbeiten nicht einfach nur Nahrung, sondern auch Energie. So ist es beispielsweise die Aufgabe deines Verdauungssystems, Nahrung aufzunehmen, zu verdauen, die Nährstoffe herauszuholen und den Rest loszuwerden. Deine Verdauung beeinflusst nicht nur deine Fähigkeit, dir das für dich Lebensnotwendige zu holen und das aus der Nahrung herauszuziehen, was du zum Leben und für dein Glück benötigst, sondern auch das loszuwerden, was du nicht brauchst. Bekommst du vom Leben, was du brauchst? Achte mal darauf, wie sehr deine Antwort davon abhängt, ob dein Körper durch die Nahrung das bekommt, was er wirklich braucht. Isst du leeres, totes Junkfood? Bekommst du vom Leben auch nicht das, was dir gefällt? Wie gut bist du darin, das loszuwerden, was du nicht brauchst? (Du weißt schon – all die dummen Angewohnheiten und Abhängigkeiten, die dich dein ganzes Leben lang begleiten.) Achte darauf, wie das alles miteinander zusammenhängt. Dein Verdauungssystem ist bloß die physische Manifestation deines Energiezustands und deiner geistigen Muster.

Ein anderes Beispiel: Deine Nieren filtern das Blut. Sie trennen das Gute vom Schlechten. Wenn die Nieren nicht richtig funktionieren, erkennen sie den Unterschied nicht mehr. Das vergiftet uns und benebelt unsere Fähigkeit, sinnvolle Urteile zu fällen. Dann tauchen all die launischen und falschen Persönlichkeitszüge aus unserer Vergangenheit wieder auf, und wir können nicht mehr zwischen Gut und Schlecht unterscheiden. Als Folge passieren seltsame „unerwartete“ Sachen, die uns vom Weg abbringen. Wir verlieren die Orientierung, werden unsichere, ängstliche Wracks mit Opferkomplex, obwohl wir tatsächlich nur Opfer unseres eigenen Handelns sind. Wir müssen fähig sein, klar zu denken und gute Entscheidungen zu treffen. Das aber fällt uns schwer, wenn wir vergiftet sind, weil unsere Nieren und unsere Leber nicht mehr richtig arbeiten. Unser Hirn vernebelt sich und wird langsam.

Also los, Ärmel hochkrempeln und anpacken! Es ist Zeit, dass wir uns selbst heilen.

Erwarte nicht, dass deine Heilung über Nacht geschieht. Sei realistisch und vergiss nicht, dass es sich um ein langfristiges Vorhaben handelt, um einen Prozess, der dein ganzes Leben verändert. Es geht nicht um schnelle Resultate, sondern um wirkliche Veränderungen und den richtigen Weg zum Jungbrunnen.

Du überlistest die Natur nicht. Die Natur ist perfekt. Alles war bereits vollkommen, bevor du geboren wurdest. Und bei deiner Geburt hast du alles bekommen, was du brauchst. Du brauchst ja nicht einmal einen Spiegel, denn all deine Mitmenschen sind Spiegel für dich. Ich werde es hier nicht allzu esoterisch machen (das kommt in einem anderen Buch), aber unsere Mitmenschen sind dazu da, uns die Teile von uns sehen zu lassen, die wir sehen müssen. Der Gesamtplan des Universums ist einfach atemberaubend. Es ist so unfassbar schön. So komplex und doch so einfach. Sogar eine Ameise kann ihn verstehen.

Geht man einen Weg, muss man einen Fuß vor den anderen setzen. Es funktioniert nur Schritt für Schritt. Es gibt keinen

Trick, um schneller über die Ziellinie zu kommen. Kein anderer kann es für dich tun. Auch Geld erledigt die Sache nicht.

Nur du allein kannst es tun. Niemand sonst. Verschwende nicht länger deine Zeit, deine Kraft und dein Geld, indem du nach Abkürzungen Ausschau hältst. Du brauchst keine anderen Menschen und kein Geld dafür. Ich will dir dabei helfen, es ganz allein und kostenlos zu Hause zu schaffen. Das ist echte Selbstermächtigung. Von hier kommt die wahre Kraft – du bist von nichts und niemandem abhängig. Du musst kein Geld für kosmetische Behandlungen ausgeben, die dir nichts bringen.

Setze dem vorzeitigen Alterungsprozess ein Ende, indem du seine Ursachen beseitigst. In diesem Buch erfährst du, wie du die Signale deines Körpers liest, um zu erkennen, was in dir vorgeht.

Ich habe ein Buch geschrieben mit dem Titel „Heile dich selbst", das dich durch einen einfachen, aber tief greifenden Reinigungsprozess führt. Er ist so einfach, dass selbst ein Kind ihn versteht. Tiere durchlaufen intuitiv wiederkehrende Reinigungsphasen. Die innere Reinigung kostet nicht viel. Du kannst sie dir sogar leisten, wenn du überhaupt kein Geld hast, denn du brauchst nur Wasser und die Wildkräuter, die in deinem Garten wachsen. Es ist erstaunlich, wie einfach die Antwort ist. Da merkst du, wie schön und klar die Natur ist und wie durcheinander und verwirrt die Menschheit. Je weniger Gehirn ein Lebewesen hat, desto vernünftiger ist es gewöhnlich. Ich rate dir, dieses Buch zu lesen und die notwendige Reinigung durchzuführen. Es enthält die einzige erprobte Methode für wahre Heilung und wirklichen Neuanfang.

Du brauchst keine Wunderpillen, keine Allheilmittel und kein besonderes Zauberkraut. Es gibt keine mystischen Handlungen, die ein Guru oder Schamane durchführen müsste. Keine Ärzte. Keine Medien. Keine Lebensberater. Keine besonderen Instrumente. Keine Kristalle. Keine Gongs. Kein Drink und kein Pulver, die im Network-Marketing vertrieben werden. Die Lösung sind keine Produkte, die du kaufen kannst, denn es geht einzig und allein um innere Reinigung und das Loslassen von ungesunden Verhaltensweisen.

Das „himmlische Königreich“ entsteht, wenn du loslässt. Lass die Natur die Heilung übernehmen. Dein Körper weiß, was er zu tun hat – gib ihm eine Chance. Hör auf zu glauben, du wüsstest, was du tust und was gut für deinen Körper ist. Die meisten Leute haben keine Ahnung. Sie kaufen ein Produkt, wegen einer Werbung, einer Mode, eines Trends, eines Verkäufers oder weil es gerade angesagt ist oder ein wohlmeinender Freund es empfohlen hat. Rechne nicht damit, dass der Mensch hinter der Theke deines Reformhauses weiß, wovon er spricht. Echte Vitamine lassen sich nicht in einem Glas verkaufen. Glaube ja nicht, ein Produkt heile dein Gesicht, nur weil es Hunderte oder Tausende Euro kostet. Denk ja nicht, das neue magische Lasergerät beim Kosmetiker werde dein Gesicht heilen. Es spielt keine Rolle, ob die Leute in ihren weißen Kitteln wie Ärzte aussehen und dass das Wort „Laser“ so modern klingt. Der Kosmetiker erzählt dir nur, was ihm der Verkäufer der Herstellerfirma des Lasers gesagt hat. Das kann sich sehr eindrucksvoll und wissenschaftlich anhören. Das Gerät mag sehr eindrucksvoll aussehen und kostet vermutlich eine ganze Menge. Jemand muss daher die teure Anschaffung des Geräts bezahlen – und da kommst du gerade recht. Und verdienen wollen Hersteller und Verkäufer ja auch noch etwas. Aus den Einnahmen müssen die Techniker, die Angestellten, die Miete, der Strom bezahlt werden. Und nach der „Behandlung“ verlässt du das Kosmetikstudio und fühlst dich innerlich leer und unerfüllt. Eine Massage hätte dir besser getan.

Spar dir dein Geld. Selbst wenn es funktioniert, hält es nicht lange an. Du malträtierst immer noch dein Hauteiweiß mit Zucker und schleimigem, saurem Essen. Alle Schönheitsoperationen der Welt werden dich nicht retten. Irgendwann siehst du aus wie ein Freak. Willst du das? Natürlich nicht. Die Leute sehen doch schon aus mehreren Kilometern Entfernung, dass du operiert bist. Andererseits erkennen wir sofort, wenn etwas echt und wahr ist. Sei also authentisch. Die Menschen werden sich fragen, wie du das machst. Dieser Zauber ist mächtiger als alles Geld der Welt.

Schön zu sein ist kein Luxus – es ist unsere Pflicht.

Die Welt ist vergänglich. Menschen sterben. Sie werden von allen Seiten mit Werbung von Unternehmen bedrängt, deren Produkte ihnen das Leben aussaugen. Das meiste von dem, was wir „Essen" nennen, sollte nie in unseren Mund gelangen und mit vielen Hautcremes und Lotionen kämen wir am besten nie in Berührung, denn ihre schädlichen Inhaltsstoffe gelangen direkt in die Leber.

Du hast die Aufgabe, deinen Mitmenschen ein Beispiel für strahlende Gesundheit zu sein. Es reicht nicht, Vorträge zu halten – das vertreibt sie nur und entfremdet sie. Du bist nur dann ein inspirierendes Beispiel, wenn du gesund, attraktiv und quicklebendig aussiehst. Dein Gesicht muss Leben ausstrahlen – keine falsche Plastikschönheit. Wir Menschen schauen uns ständig gegenseitig ins Gesicht und suchen nach Inspiration und Bestätigung. Dein Gegenüber muss sehen, dass du dich gesund ernährst und gesund lebst. Zeige deinen Mitmenschen den Weg, denn sie suchen ja nach der Wahrheit. Zeige ihnen, wie einfach es ist. Gesicht und Körper eines Menschen können sich selbst heilen, wenn man sie nur lässt. Du kannst alle verblüffen und zum Stadtgespräch werden. Willst du wissen, was der Sinn deines Lebens ist? Sei einfach das sinnlichste, glücklichste, gesündeste und erfolgreichste Wesen, das es je gab. Ein leuchtender Wegweiser, der die anderen zur Wahrheit führt. Das ist Liebe. Das ist der Weg.

Das Wort „holistisch" bedeutet, dass alles miteinbezogen wird – Körper, Geist und Seele. Das ist der einzige Weg zu wahrer Heilung. Du wirst nie mehr Medikamente, Operationen oder sinnlose Nahrungsergänzungen brauchen.

Willkommen in einer neuen Welt. In dieser Welt bestimmst du, was mit dir geschieht

5 Alles ist Energie

Das Universum besteht aus Energie. Unser Körper besteht aus Energie. Er wird von Energiebahnen durchzogen, die man Meridiane nennt. Die chinesische Medizin macht sich diese Tatsache in der Akupunktur zunutze. Wenn man eine kleine Nadel in einen Teil des Körpers piekst, beeinflusst das einen anderen Teil des Körpers. Beispielsweise kann eine extrem dünne Nadel, die in eine bestimmte Stelle am Ohr gesteckt wird, deine Lungen entspannen, dir ein besseres Sehvermögen schenken, deine Hüftschmerzen lindern oder dir sogar bei Stress und Sucht helfen. Die Akupressur funktioniert ähnlich. Wenn du beispielsweise die „Schwimmhaut" an deinem Daumen drückst, massierst du deine Leber und dein Verdauungssystem. Steifheit oder Taubheit im Mittelfinger können auf Herzerkrankungen hinweisen – vielleicht besteht bald die Gefahr einer Herzattacke oder eines Schlaganfalls. Stimuliere den Herzmeridian, indem du mit dem Daumen in die Spitze des kleinen Fingers drückst.

Aber das ist nur ein Vorgeschmack. Die Spitze des Eisbergs.

Bei einigen Leuten bewirken Akupunktur und Akupressur nichts. Warum klappt es bei einigen, bei anderen aber nicht?

Wenn du Zement in einen Gartenschlauch füllst, wird das Wasser schon bald nicht mehr durchfließen. Das ist bei deinem Körper genauso. Lässt du deinen Körper verkalken, kann man dir einen Stromschlag versetzen und du merkst es nicht einmal. Die Signale bewegen sich auf Schotterpisten nicht gut fort.

Deshalb niesen oder husten kranke Menschen, im Gegensatz zu gesunden, nicht mehr. Die Leute verwechseln Ursache und Wirkung. Sie glauben, wenn man niest oder hustet, sei man krank. Doch wenn du gesund bist und alles richtig funktioniert, hustet dein Körper den Staub, den du einatmest, sofort wieder aus. Die Augen fangen an zu tränen und die Nase läuft. Auf diese Weise wird der Körper alles los, was nicht in ihn gehört. Alles klappt reibungslos. Ist dein Körper jedoch betäubt und verdreckt, bemerkt er vermutlich nicht einmal, wenn etwas Ungesundes passiert. Dies bedeutet natürlich nicht, dass kranke Menschen nie niesen oder husten. Sie tun es, aber oft genug nur, um ihren inneren Müll loszuwerden und nicht, um etwas abzuwehren, was von außen eingedrungen ist.

Zurück zur Akupunktur und den Energiebahnen. Je reiner du bist, desto mehr Energie kann in deinem Körper fließen – wie auf einer freien Autobahn. Jeder kommt rechtzeitig zur Arbeit, alles wird korrekt ausgeliefert, es gibt keine Blockaden oder Staus. Alles Äußere ist eine Widerspiegelung des Inneren. Und das, was du innen nicht sehen kannst, ist viel mächtiger als alles, was du außen siehst. Sechzig Trillionen Zellen arbeiten Tag und Nacht, um die Chemikalien und die „Nahrung" zu verarbeiten, die du in dich hineinstopfst. Dazu kommen die Gedanken und Emotionen. Deine negativen Emotionen pressen die Lebensenergie aus bestimmten Organen und Körperteilen und berauben sie des Sauerstoffs und der Nahrung. In diesem geschwächten Zustand übernehmen die „Recycling"-Zellen die Macht. Manche nennen diese Zellen Krebs, Candida, Parasiten, Viren, Pilze, Schimmel und so weiter, aber tatsächlich handelt es sich dabei um Müllmänner, die einen sterbenden Körper recyceln wollen. Negativität ist der Tod, Positivität bedeutet Leben. In welche Richtung willst du gehen? Du hast die Wahl. Welche Signale sendest du unbewusst an deine Zellen? Einige Genetiker vertreten die Meinung, dass Gedanken deine Erbanlagen, deine DNA, verändern können. Also Vorsicht! Denk nie mehr negativ, denn das kann dich umbringen. Hör sofort damit auf! Lass in deinem Leben nur noch positive Gedanken zu. Denk an etwas, für das du dankbar bist oder das du genießen kannst. Dein Leben hängt davon ab.

Du erkennst, in welchem Zustand sich deine Organe und inneren Schlachtfelder befinden, wenn du dein äußeres Wesen betrachtest – dein Gesicht, deine Haut, deine Haare, deine Nägel, deine Augen, deine Gesichtsausdrücke, deine Energiezustände, deine sexuelle Potenz, deine Augenstärke, dein Hörvermögen, dein Gedächtnis, die Qualität deines Schlafs, dein Riechvermögen und deine inneren Einstellungen.

Bei einem Baum gilt: Was über dem Boden wächst, spiegelt das wider, was sich unter der Erde befindet. Was im Boden geschieht, bestimmt auch die Qualität der Früchte. Wenn ein Baum runzelig und verwittert ist und nur armselige Früchte trägt, stimmt etwas unter der Erde nicht. Das ist auch bei uns so. Das Unsichtbare erzeugt das Sichtbare. Die Falten in deinem Gesicht erscheinen nicht ohne Grund. Sie müssen nicht damit zusammenhängen, wie lange du schon auf dieser Welt bist. Und du kannst nicht einfach dem „Stress" die Schuld geben, denn das wäre nur eine Ausrede. Und welchen Stress meinst du? Den, den deine Hypothek, deine Geldprobleme oder deine Beziehung auslöst? Gut, mag sein, dass du Stress hast. Aber *wie* wirkt sich das auf dein Inneres aus? Welcher Körperteil ist davon betroffen und wie stark? Die moderne Wissenschaft hat trotz aller Forschung nur grobe Vorstellungen davon.

Bei einem Baum gilt: Was über dem Boden wächst, spiegelt das wider, was sich unter der Erde befindet. Was im Boden geschieht, bestimmt auch die Qualität der Früchte.

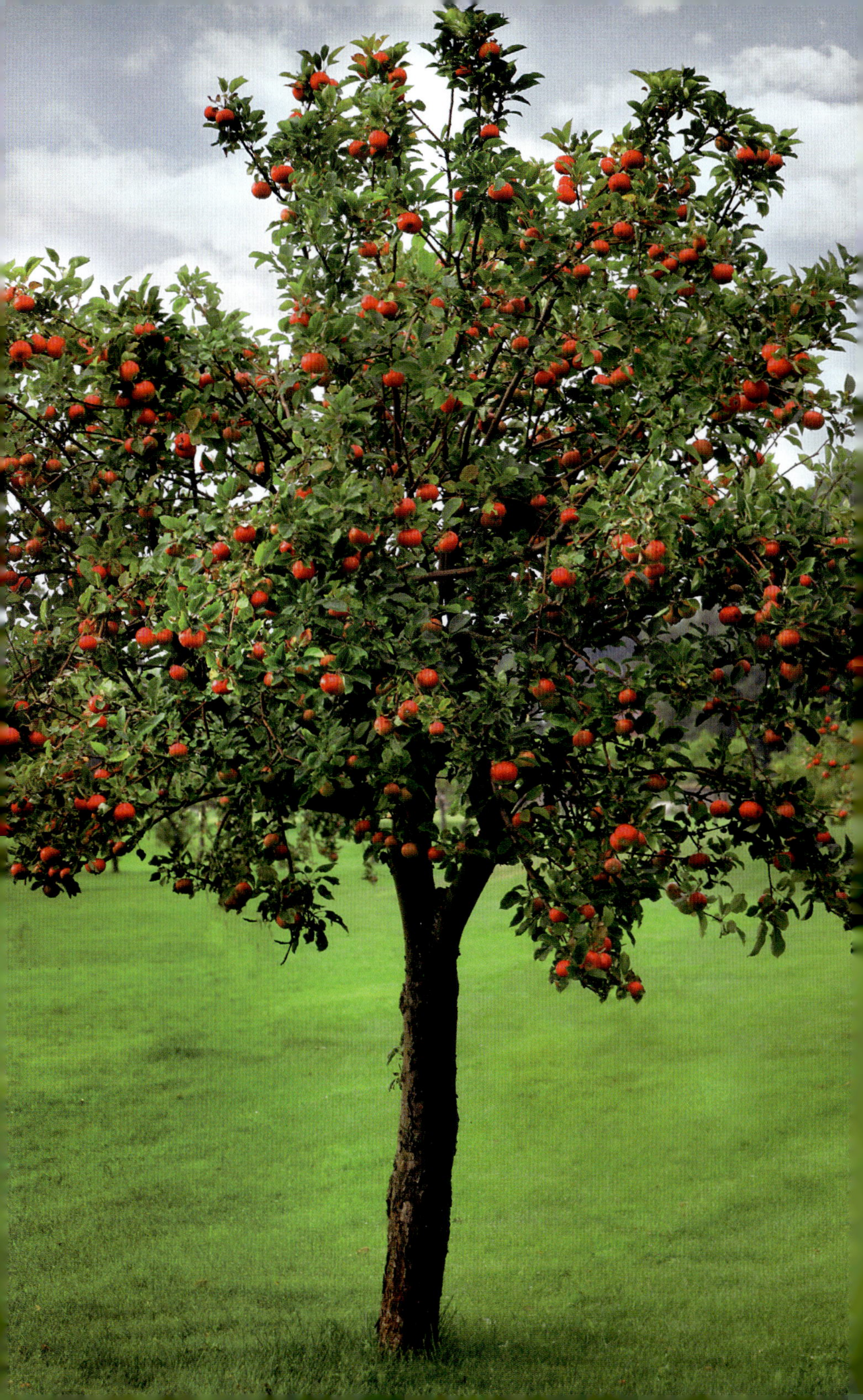

Die Falten, Augenringe und Flecken in deinem Gesicht sind wie faules Obst an einem Baum. Dein Haarausfall ist so wie die oberen Zweige, die austrocknen und schwach und brüchig werden. Du musst dir die Wurzeln anschauen, den Mutterboden reinigen, ihn wässern und anreichern und auf diese Weise die Wurzeln kräftigen.

Unsere vier größten „Wurzeln", die gereinigt werden müssen, sind Darm, Leber, Nieren und Bewusstsein.

Ich weiß schon, was du denkst. Deshalb sage ich es noch einmal: Du möchtest am liebsten eine schnelle oberflächliche Reparatur, eine magische Salbe oder Zauberpille, ein Wunderkraut, eine sofort wirkende Spritze, eine korrigierende Laserbehandlung oder einen erfolgreichen operativen Eingriff. Du willst jemanden bezahlen, dich in einen Stuhl setzen, etwas erledigen lassen und eine Stunde später wie neu geboren nach Hause gehen. Aber so funktioniert es nicht! Das musst du endlich begreifen. Ich weiß, es ist schwer zu verstehen, dass du etwas in deinem Inneren tun musst, das du nicht sehen kannst, das aber eine dramatische Auswirkung auf dein Äußeres hat. Ich weiß, der Dickdarm, die Leber und die Nieren sind für dich nur unscheinbare Organe. Dir wäre es lieber, es ginge um dein Herz, dein Gehirn, deine Lungen oder deine Geschlechtsorgane – schon klar!

Aber leider, liebe Leute, all diese lustigen Sachen funktionieren nur, wenn die Abflüsse frei sind. Langfristig betrachtet ist der Installateur wichtiger als der Elektriker. Wenn der Strom ausfällt, kannst du eine Weile damit klarkommen. Aber wenn die Abwasserleitungen verstopft sind und der Inhalt deiner Toilette wieder hochkommt und das dreckige Wasser in deine Badewanne läuft ... das ist ein Notfall! So eklig das auch klingt, genau das passiert bei 95 Prozent aller Menschen in unserer modernen Welt. Ihre Körper sind voll von faulendem Giftmüll, der ihren Dickdarm, ihre Leber, ihre Nieren, ihre Lymphe und ihr Blut staut und verstopft. Es grenzt wirklich an ein Wunder, dass sie überhaupt noch funktionieren.

Die schleichende Vergiftung beginnt bei den meisten Menschen schon nach der Geburt, wenn sie industriell hergestellte Babynahrung erhalten sowie Milchprodukte, Zucker, gekochtes Essen, Nahrung in Pulverform, Weizen (Gluten), Soja, Chemikalien, Konservierungs- und Farbstoffe zu sich nehmen. Dazu kommen dann noch Umweltgifte wie die Ausdünstungen von Teppichen, Putzmittel, Auto- und Flugzeugabgase, Haarpflegeprodukte, Seife, Zahnpasta und so weiter. Dann beginnen sie Brot zu essen, Cracker, Käse, Fleisch und stärkehaltige, raffinierte, gezuckerte, gekochte Nahrung, die praktisch tot ist. Sie wird zu einer klebrigen Masse, die aushärtet und die Wände des Dickdarms, der Arterien, der Lymphe und des Gehirns verkleistert. Der Körper kann nicht mehr gut atmen, sich nicht mehr bewegen, keine Nährstoffe mehr aufnehmen oder ausscheiden. Die Haut beginnt zu schrumpeln, sie hängt durch und ihre Funktionen lassen immer mehr nach. Und damit sind wir wieder bei dem Thema, wie deine Haut aussieht und wie schön dich die anderen finden. Deshalb sage ich es noch einmal: Der einzige Weg zur Schönheit besteht darin, dass du deinen inneren Müll loswirst!

Der einzige Weg zur Schönheit besteht darin, dass du deinen inneren Müll loswirst!

Du musst jetzt den Installateur rufen.

6 Der Installateur

Auf der rechten Körperseite zeigt sich, ob die Leber gesund ist. Falls deine rechte Schulter, dein rechter Arm oder deine rechte Hüfte entzündet oder steif sind, könnte das ein Hinweis darauf sein, dass deine Leber Hilfe braucht. Die linke Körperseite zeigt die Gesundheit der Nieren an. Falls deine linke Schulter, dein linker Arm oder deine linke Hüfte entzündet oder steif sind, könnte das bedeuten, dass deine Nieren Hilfe brauchen.

Wenn Körperteile kalt sind, ist das ein Anzeichen dafür, dass sie zu wenig Energie haben. Irgendetwas ist blockiert und die Energie kann nicht frei fließen. Deshalb wird dieser Teil des Körpers kalt. Heiße Körperteile hingegen haben zu viel Energie. Vielleicht bekämpft der Körper dort gerade eine Entzündung oder es gibt anderswo eine Blockade und die Energie wird in diesen Teil des Körpers umgeleitet. Der wird dadurch überfordert und entzündet sich. Denk daran: Alles ist miteinander verbunden. Die Energie muss irgendwo hin. Eine Blockade in einem Teil des Körpers lenkt den Verkehr (Energie) über „Nebenstraßen" um. Dann staut sich alles in einer sonst ruhigen Gegend. Ein Teil des Körpers bekommt zu viel Energie, ein anderer zu wenig. Dann wird ein Teil des Körpers hyperaktiv, während ein anderer immer mehr verwelkt, weil es dort an Energie, Nährstoffen, Sauerstoff und Lebenskraft mangelt.

Gibt es irgendwo Hitze, gibt es anderswo oft Kälte, die sie verursacht.

Schau dir die Beziehungen zwischen Menschen an. Wenn eine Person nicht auf sich achtet und sich nicht richtig ernährt, wirkt sie heruntergekommen, ist leicht reizbar, schnell müde und sexuell lustlos. Sie fühlt sich mies und will in Ruhe gelassen werden. Sie ist dann im wahrsten Sinne des Wortes „kalt". Ihr Partner oder ihre Partnerin ist aber schon ganz erregt und will Spaß, sie selbst jedoch nicht. Das frustriert den heißen Partner, wodurch er in seiner Stimmung und hormonell noch „heißer" wird. Die Beziehung gerät dadurch aus dem Gleichgewicht. Gesundheit ist jedoch ein ausgewogener Zustand. Sie ist der einzige Weg, lang und glücklich zu leben.

Leberflecke, Warzen, Schwellungen und Wucherungen

Für die meisten sind Leberflecke eine hässliche Angelegenheit, die man sich am liebsten entfernen lassen würde. Niemand weiß, warum oder wie sie sich gebildet haben. Die Menschen bezahlen dafür, dass sie weggebrannt, abgefroren, herausgeschnitten oder weggelasert werden. Sie wollen sie mit Gift loswerden, wegdrücken und auflösen. Sie verstehen nicht, dass die Leberflecke ihnen etwas sagen wollen. Sie zu entfernen würde bedeuten, die Warnblinklichter aus dem Armaturenbrett zu reißen.

Leberflecke wachsen in Bereichen mit schwacher Energie und sind mit geschwächten Teilen oder Organen des Körpers verbunden. Was auch immer sich im Äußeren zeigt, steht mit etwas im Inneren in Verbindung. Eine Wucherung außen bedeutet also gewöhnlich eine Wucherung auf dem dazugehörigen Organ. So kannst du gut erkennen, ob du Flecke, Zysten, Polypen und so weiter hast, die auf deiner Leber, deiner Blase, deiner Gebärmutter, deinen Nieren, deinen Lungen oder deinem Herz wuchern. Leberflecke sind wie parasitäre Landstreicher, die in den ärmeren Vierteln der Stadt herumhängen. Sie ernähren sich von Müll und

Almosen. In den reichen und von der Polizei bewachten Vierteln (den gesünderen Teilen deines Körpers) geht es ihnen nicht so gut.

Es gibt Energiebahnen (Meridiane), die den ganzen Körper durchziehen, auch die Arme und Beine. Diese Bahnen sind energetisch mit den Nieren, dem Herz, der Lunge, dem Dick- und Dünndarm, der Milz, der Blase, dem Herzbeutel, der Leber, der Gallenblase und so weiter verbunden. Falls ein Hautfleck (etwa ein Leberfleck, eine Schwellung, eine Falte) irgendwo entlang dieser Meridianlinien auftaucht, bedeutet das, dass das mit dem Meridian assoziierte Organ geschwächt oder gereizt ist. Halte also Ausschau nach Schwellungen, Pickeln, Akne, Mitessern, hellen oder dunklen Flecken, Wucherungen, trockenen Hautablösungen, Rötungen, Ausschlägen, sich schälender Haut oder Pockennarben – also nach allem, was eine glatte, schöne Haut beeinträchtigt. Betrachte nun diese Unreinheit nicht als hässliche Störung, sondern mit Faszination und Dankbarkeit. Sie leitet dich an und führt dich zu den Bereichen deines Körpers, die deine Aufmerksamkeit brauchen. Das ist eine gute Sache, denn je mehr Aufmerksamkeit du diesen Dingen schenkst – und auch etwas dagegen *tust* –, desto stärker und vitaler wirst du. Und je mehr Lebenskraft in dir steckt, desto mehr Gutes ziehst du in deinem Leben an. Wenn du überall wirklich erfolgreich sein willst, dann beginne mit deinen inneren Schwachpunkten.

Was ist mit den Leberflecken, die ich von Geburt an habe?

Du bist nur so gut wie das Material, aus dem du gemacht wurdest. Keine Mutter und kein Vater ernähren sich perfekt oder sind vollkommen giftfrei. Und so hast du ihre Schwächen geerbt. Aber du bist dennoch kein Gefangener deiner Erbanlagen. Du kannst verändern, was du bist und woraus du bestehst. Du kannst sogar deine Gene und deine DNA verändern! Das klappt schneller, als du „Wow!" sagen kannst. Im Bereich der Epigenetik wurden bereits mehrere Nobelpreise verliehen. Und nun kannst du dank dieses Buchs, das du gerade liest, deine Fortschritte beobachten. Hast du dich je gefragt, warum einige Leberflecke verschwinden, andere an anderen

Stellen frisch auftauchen und wieder andere einfach immer da sind, ganz gleich, was du machst? Das kommt daher, dass einige Bereiche deines Körpers (Lebens) erstarken, während andere schwächer werden und wieder andere gleich bleiben (bestimmte Gewohnheiten, Lieblingsessen, Gefühlsmuster, Abhängigkeiten und so weiter).

Narben und Piercings

Sie blockieren die Energiebahnen. Stell dir vor, ein Stahlrohr durchbohrte über Jahre hinweg deine Leber oder deine Lungen. Unter bestimmten Bedingungen können Narben wieder heilen.

Geschwollene Stellen

Jeder geschwollene Teil deines Körpers oder deines Gesichts bedeutet eine Reizung oder Entzündung. Schlag nach, mit welchem Organ dieser Teil deines Gesichts assoziiert ist. Aller Wahrscheinlichkeit nach ist auch das entsprechende Organ geschwollen und vergrößert.

Trockene Hautablösungen

Der assoziierte Körperteil ist wahrscheinlich vergiftet oder erhält nicht ausreichend Blut oder Wasser (oder beides).

Das Gesicht sagt dir alles

Dein Gesicht lügt nicht. Du kannst jemanden ansehen, und noch bevor er den Mund aufmacht und nur ein Wort sagt, weißt du schon, was in ihm vorgeht. Unser Gesicht strahlt unzählige Botschaften gleichzeitig aus. Wenn wir andere Gesichter lesen, antwortet unser Gesicht auf vielerlei Art und Weise – und das noch bevor wir auch nur einmal geblinzelt haben. Worte stören da nur. Die beste und direkteste Art der Kommunikation geschieht dann, wenn Menschen den Mund halten. Sobald die Leute reden, fangen sie an, uns zu verwirren, weil sie Dinge sagen, die sich ganz klar von ihrer energetischen Ausstrahlung unterscheiden. Unser Körper und unser Energiezustand sind komplexer und sagen mehr aus als alles, was wir mit Worten ausdrücken können. Wir verbringen oft viel Lebenszeit damit, uns vor anderen zu rechtfertigen. Welch eine Verschwendung! Wenn du wirklich willst, dass andere dich wertschätzen, solltest du einfach du selbst sein! Vielleicht mögen sie dich nicht, aber sie werden dich *schätzen*, weil du ehrlich, offen und furchtlos bist. Das sind Eigenschaften, die sich fast alle wünschen. Aber aus Angst, den Job, die Beziehung, Geld, Macht, Respekt oder Status zu verlieren, reden sie nicht offen und ehrlich. Alles ist nur übertünchte Fassade.

Wenn du wirklich willst, dass andere dich wertschätzen, solltest du einfach du selbst sein!

Das Lustige daran ist: Die meisten Menschen durchschauen dich schnell, indem sie dich bloß anschauen und dir zuhören. Nur uns selbst können wir auf Dauer täuschen. Ehrlichkeit ist erstaunlich mächtig und attraktiv. Versuche nicht, deine spezifischen Probleme zu verbergen, gib sie zu – und zwar öffentlich. Das ist der schnellste Weg, zum Präsidenten gewählt zu werden.

Auch die teuerste Schönheitsoperation verhindert nicht, dass die Wahrheit durchscheint, denn du kannst sie nicht verstecken. Schönheit ist mehr als glatte Haut. Selbst wenn man dein Gesicht dehnt, wieder straff annäht und dir Kollagenspritzen im Wert von Tausenden von Euros setzt, strahlen deine wahren Gedanken, Emotionen, deine Aura und deine unsichtbaren Energien immer noch wie ein kräftiges Funksignal in die Welt hinaus. Versteck das alles nicht mehr. Nimm an, wer du bist, und fang damit an, dich innerlich zu reinigen. Reinige deine Gedanken, dein Wertesystem, deine Nahrung, deine Geldangelegenheiten und Beziehungen. Sei ehrlich und integer. Wirf alles weg, was nicht den höchsten und besten Interessen dient. Mach mal Pause in deinem Trott und räume dein Haus leer.

Trag dann nur das wieder hinein, was gut für dich ist. Das ist die Grundlage für Heilung und Neubeginn.

7 Kopf und Gesicht lesen

Nach der Theorie kommt jetzt der praktische Teil. Er stellt die Zeichen vor, an denen du erkennen kannst, ob du Fortschritte machst. Zuerst widmen wir uns dem Kopf und dem Gesicht. Das sind auch die Teile eines Menschen, die du bei einer Begegnung zuerst siehst. Du wirst sehen: Es steht alles im Gesicht. Und neben deiner Intuition wird dir jetzt auch dein Wissen viele Aufschlüsse geben.

Haare, Stirn und Ohren

Haare sagen dir ganz schnell, was los ist. Beginnen bei dir vorn am Kopf die Haare auszufallen, sind die Nieren, die Blase und die Geschlechtsorgane (die von den Nieren geregelt werden) nicht bei bester Gesundheit. Das ist sehr interessant, denn aus der Sicht einer erfolgreichen Reproduktion, ist es ausgesprochen vorteilhaft, vor der Paarung bereits von weitem sehen zu können, wie zeugungsfähig der potenzielle Partner ist. Lasst euch davon aber nicht entmutigen, liebe Jungs. Es ist nur ein Weckruf, besser auf seine Gesundheit zu achten. Gib nicht den Erbanlagen die Schuld, denn sie sind

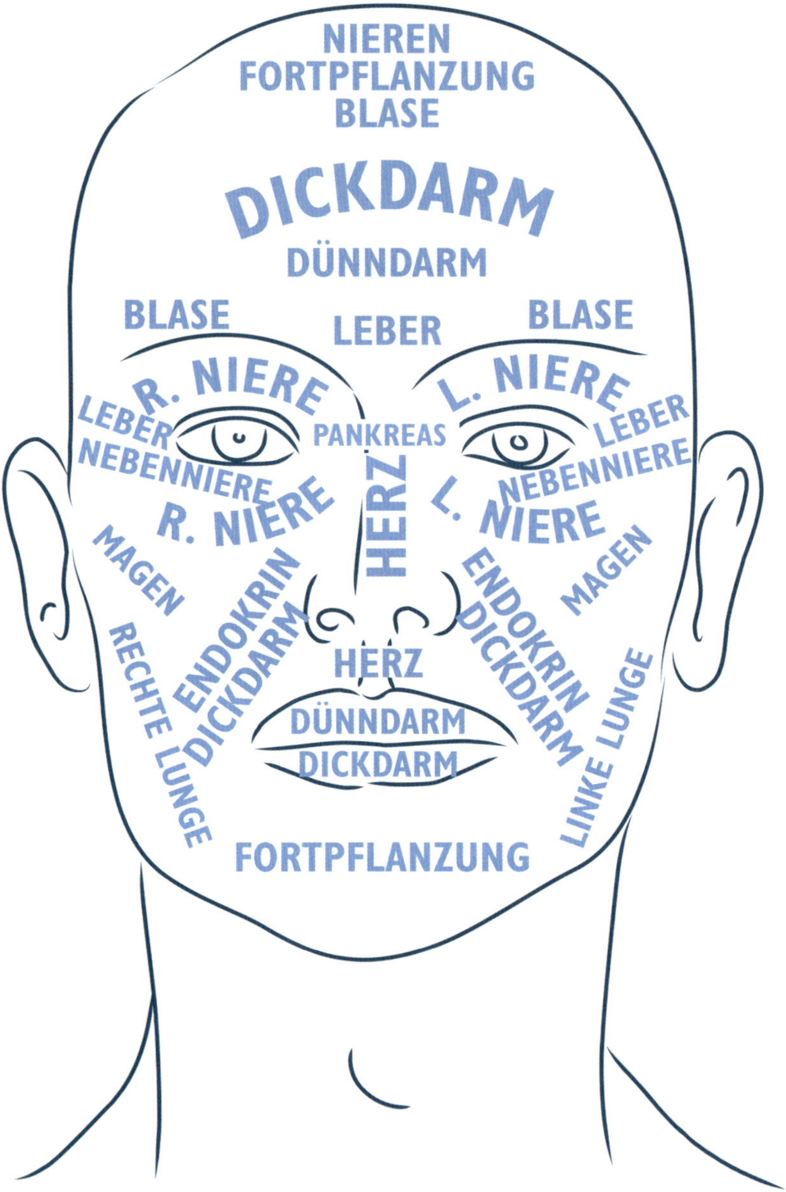
NIEREN
FORTPFLANZUNG
BLASE
DICKDARM
DÜNNDARM
BLASE
LEBER
BLASE
R. NIERE
L. NIERE
LEBER
PANKREAS
LEBER
NEBENNIERE
NEBENNIERE
R. NIERE
HERZ
L. NIERE
MAGEN
MAGEN
ENDOKRIN
DICKDARM
ENDOKRIN
DICKDARM
RECHTE LUNGE
HERZ
LINKE LUNGE
DÜNNDARM
DICKDARM
FORTPFLANZUNG

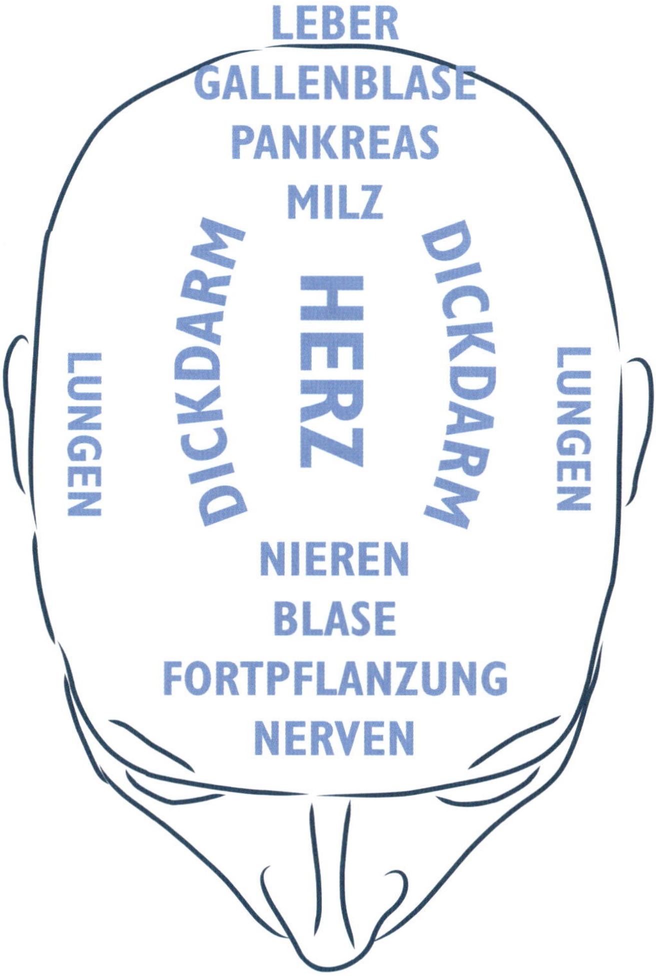

keine Entschuldigung. Wir haben ja längst gesehen, dass du selbst sie verändern kannst. Deine Zukunft hängt allein von dir ab.

Die Seiten des Kopfes sind mit den Lungen und dem Dickdarm verbunden.

Auf der Rückseite des Kopfes liegen die Bereiche für Leber, Gallenblase, Pankreas und Milz. Wenn hier die Haare ausfallen, solltest du das sehr ernst nehmen. Es bedeutet nämlich, dass dein Körper gegen eine potenzielle Krankheitsursache kämpft – gegen

Viren, Bakterien, Pilze, Hefepilze oder andere Krankheitserreger. Möglicherweise auch gegen Diabetes.

Der Scheitel entspricht dem Herz. Um ihn herum liegt das Verdauungssystem.

Fallen dir vorn, oben *und* auf der Seite die Haare aus, deutet das darauf hin, dass du zu viel Nahrung querbeet durch das gesamte Angebot konsumierst – und zwar nicht nur Fleisch und Milchprodukte, sondern auch zuckerhaltige Lebensmittel, Alkohol, Stimulanzien und so weiter.

Eine der Hauptursachen für Haarausfall ist der Fleischkonsum. In der Tierhaltung werden Steroide und Hormone benutzt, damit die Tiere so schnell wie möglich wachsen. Diese Stoffe werden dann von den Menschen aufgenommen, die das Fleisch essen. Als Folge kommt es nicht nur zu Haarausfall, sondern zu Prostata-, Gebärmutter-, Eileiter- und Brustkrebs und vielen weiteren schrecklichen Gesundheitsproblemen. All diese Hormone kennt unser Körper nicht, und das hat verheerende Folgen.

Haarausfall an bestimmten Stellen ist nicht das einzige Warnzeichen. Auch der Zustand und die Farbe unserer Haare geben Hinweise.

Ergrauende Haare deuten auf schwache Nieren hin. Und natürlich kannst du deine ursprüngliche Haarfarbe wiedererlangen, wenn du dich früh genug um deine Nieren kümmerst.

Haarspliss

Gebrochene Haarspitzen zeigen an, dass zu viel Zucker, Säfte, Süßigkeiten, Fette, Öle und Medikamente konsumiert werden. Iss mehr Gemüse und mehr Algen, die ein guter Lieferant für Mineralstoffe sind! Außerdem bedeuten gebrochene Haarspitzen, dass es den Geschlechtsorganen und Nieren nicht gut geht.

Sprödes Haar

Stress, emotionale Unruhe, Mineralmangel (besonders Jodmangel), Medikamente, Chemikalien, Zucker und Süßigkeiten haben die Nieren geschwächt. Iss mehr Gemüse und Algen und gereinigtes Jod als Nahrungsergänzung.

Graue Haare

Emotionale Unruhe, tierische Nahrung, gekochtes Essen, Salz, Stress, Chemikalien, Toxine, Schlafmangel.

Schuppen

Eiweiß und Fette, die sich von der Haut lösen – zu viel tierische Nahrung (oder Nüsse), Öle und Fette. Die Nieren und die Ausscheidungsorgane funktionieren nicht richtig. Das Bewusstsein ist überaktiv und hat mehr Energie, als der Kopf verarbeiten kann.

Haarausfall vorn und an der Seite

Softdrinks, Alkohol, Zucker, Süßigkeiten, zu viel Obst, Stimulanzien, Chemikalien, Medikamente und Tomaten. Tritt häufig bei eher intellektuellen als praktisch veranlagten Menschen auf. Geschlechts-, Ausscheidungsorgane und Nieren sind geschwächt. Stress und emotionale Unruhe beschleunigen den Haarausfall dramatisch.

Haarausfall am Scheitel

Zu viel Fleisch und Milchprodukte sowie generell zu viel Eiweiße, Fette, schwere Öle und Trockennahrung. Fett und Schleim bilden sich um das Herz, die Geschlechtsorgane, die Leber und die Bauchspeicheldrüse. Herz- und kardiovaskuläre Probleme aufgrund der Arterienverhärtung, Verhärtung der Einstellung (Starrsinn, Sturheit und Aggressivität in der Persönlichkeit), Verdauungsprobleme (Probleme, neue Informationen oder Ideen zu verdauen), die zu Zysten und Tumoren führen. Generell eher praktisch und materiell ausgerichtet. Stress und emotionale Unruhe beschleunigen den Haarausfall dramatisch.

Stirn

Dünndarm und Nervensystem. Der sechs Meter lange „Schlauch" zwischen deinem Magen und deinem Dickdarm, in dem die Nahrung vom Körper aufgenommen wird. Dieser Schlauch entspricht den Falten auf der Stirn. Wenn tiefe waagrechte Falten über deine Stirnmitte laufen, zeigt das eine Reizung und einen Hilferuf deines Dünndarms an. Die vordere Stirn ist mit der Leber, aber auch mit dem Nervensystem verbunden und damit, wie du denkst. Die Energie deines Gehirns brennt im wahrsten Sinne des Wortes durch deine Stirn.

Geheimratsecken

Blase und Nieren. Falten und Wucherungen an den Stirnseiten zeigen Probleme mit der Blase und den Nieren an.

Ohren

Der hintere Außenrand von oben nach unten repräsentiert deine Nieren. Das Klingeln im Ohr ist ein Warnsignal der Nieren.

Ohrläppchen

Herz (von der Niere geregelt). Durchstochene Ohrläppchen schneiden in die Herzenergie. Geschwollene Ohrläppchen bedeuten ein geschwollenes Herz. Du verstehst sicherlich, was ich meine.

Augen und ihre Umgebung

Durch die Augen geht alles ein und aus. Sie sind die Pforte zu allen Gedanken, Ideen, Gefühlen und Energien, die in dich hineinströmen und aus dir herauskommen. Sie nehmen Licht und damit äußere Erfahrungen auf, strahlen aber auch vielschichtige Informationen über das Innenleben aus. Deine Augen können den anderen viel über dich verraten. Augen lügen nicht. In den Augen spiegeln sich alle Körperbereiche, wie wir anhand der Irisanalyse sehen können. Als flüssigkeitsgefülltes Organ ist das Auge nicht nur mit Leber und Nieren, sondern auch unmittelbar mit dem Gehirn verbunden. Wenn sich beispielsweise das Weiße in deinen Augen rosa oder rot färbt, ist das ein Anzeichen dafür, dass Schadstoffe ausgeschieden werden, und zwar nicht nur physisch, sondern auch emotional. Falls in deinen Augen besondere Punkte, Farbflecke, Muster oder Linien erscheinen, weisen sie auf etwas hin, was in dem mit diesem Teil des Auges verbundenen Körperteil geschieht. Mithilfe des Schaubilds weiter unten kannst du die grundlegenden Regionen des Auges und die von ihnen repräsentierten Körperteile kennenlernen. Beachte: Obwohl das linke und das rechte Auge spiegelbildlich angeordnet sind, gibt es eine geringfügige Unterscheidung bei den mit ihnen verbundenen Körperteilen.

Prinzipiell entsprechen sowohl die Iris als auch das Weiße der Augen dem Aufbau des Körpers. Der obere Teil des Auges bildet also Gehirn, Gesicht, Mund, Kehle, Lungen, Herz und so weiter ab, während der mittlere Teil auch den mittleren Teil des Körpers darstellt: Magen, Leber, Gallenblase, Nieren, Milz, Bauchspeicheldrüse und den mittleren Teil der Wirbelsäule. Der untere Teil des Auges bildet auch den unteren Teil des Körpers ab, nämlich Dünn- und Dickdarm, Blase, Geschlechtsorgane und den unteren Rücken.

Rote Flecken im Weißen des Auges deuten auf Probleme des Blutkreislaufs und der Atmung (cardio-pulmonale Verbindung) hin. Rote Linien beziehen sich auf Blutgefäße, die in den entsprechenden Körperteilen durch falsche Ernährung, Energieblockaden, Entzündungen und so weiter in Mitleidenschaft gezogen sind. Rote Punkte zeigen Blutgerinnsel oder Störungen im Blutkreislauf an. Dunkle Punkte können auf verkalktes Fett hinweisen, das sich in Zysten und Tumore verwandeln kann. Achte also auf dunkle Punkte!

Wenn die Mitte des Weißen (um die Iris) gräulich trüb aussieht, bedeutet dies, dass die Körperenergie nicht gut fließt und körperliche Prozesse stagnieren. Gelbe Stellen im Weiß des Auges weisen auf Leber- und Gallenblasenprobleme durch zu viel Fette und Gallenflüssigkeit hin, weil möglicherweise zu viel tierische Nahrung aufgenommen wird, es kann aber auch auf einen Parasitenbefall hindeuten. Kleine, am Augapfel sitzende Schleimbeutel weisen auf Schleim hin, der die Körperteile verstopft, die mit diesem Bereich im Auge verknüpft sind. Schau genau hin, vermutlich sind es die Gedärme oder die Geschlechtsorgane.

Die Augen sind die Verbindung zur Seele. Wir sehen die Welt mit ihnen. Wenn wir einer anderen Person in die Augen schauen, sehen wir nicht nur, wie es deren Körper und Organen geht, sondern wir erkennen auch ihre geistigen Schwächen und Stärken, ihren Verstand, ihre Gefühlsmuster und sogar ihre sexuelle Orientierung. Es ist erstaunlich: Schon ein Blick in die Augen eines anderen verrät uns, wie gut er sich verbal, sexuell oder logisch ausdrücken kann, wie gut seine fünf Sinne funktionieren, wie kreativ er ist, und sogar, wie stark sein Selbstwertgefühl ist. Wow! Wenn das alle Leute wüssten, bevor sie ein Rendezvous verabreden, einen Vertrag abschließen, jemanden einstellen oder einem Verkäufer vertrauen!

Wenn das alle Leute wüssten, bevor sie ein Rendezvous verabreden …

Aber dreh nicht gleich durch und erzähle allen, wie kaputt sie eigentlich sind. Reiß dich zusammen. Das ist nur ein Leitfaden. Am besten vergleichst du das, was du in den Augen erkennst, mit dem, was du im Gesicht, im Haar, in den Händen und den Körpermeridianen siehst. Prüfe, ob auch diese Beobachtungen deine Einschätzung bestätigen. Denk daran – du bist hier, um anderen Menschen zu helfen, und nicht, um sie zu erschrecken oder zu vergraulen.

Der Bereich um die Augen

Dieser Bereich ist mit den Nieren verknüpft. Er umfasst auch die Lider und die Tränensäcke. Wenn dieser Bereich runzelig wird, anschwillt, durchhängt oder dunkle Ringe auftauchen, heißt das, dass etwas mit deinen Nieren nicht in Ordnung ist. Es geht dann nicht nur um deinen Wasserhaushalt, sondern auch um Eiweiß, Zucker, Stärke, Kohlenhydrate, Schadstoffe und emotionale Belange.

Augenbrauen

Sie sollten dunkler sein als das Kopfhaar. Wenn deine Augenbrauen heller sind oder über nicht viele Haare verfügen, sind deine Nieren geschwächt. Die Augenbrauen sind unter anderem mit der Blase verbunden. Lange Augenbrauen zeigen an, dass die Blase gesund ist; kurze struppige bedeuten das Gegenteil.

Dunkle Ringe unter den Augen

Nieren und Nebennieren sind erschöpft. Die Energie stagniert in den Nieren, in den Geschlechtsorganen und im Ausscheidungssystem. Burnout und Müdigkeit. Zu viel Stress, Medikamente und Salz, zu viel geröstete, gebackene, dehydrierte oder getrocknete Nahrung.

Müde Augen

Die Leber funktioniert nicht mehr richtig und hat Probleme, den Körper zu entgiften, weil sie mit Schadstoffen überladen ist. Auch die sexuelle Energie ist gewöhnlich verringert. Man ist schnell gereizt und schleppt sich oft nur noch durch den Tag, betrachtet gemeinhin alles aus einer defensiven und ängstlichen Perspektive und erfasst nicht das große Ganze.

Tränensäcke

Deine Nieren sind geschwollen und deine physische und geistige Kraft ist verringert. Der Körper ist erschöpft und überlastet mit zu viel Schleim und fettiger Nahrung wie Milchprodukten, Fleisch, Zucker, Mehlprodukten, Ölen und Fetten. Tränensäcke entstehen, wenn man zu viel süße Säfte trinkt oder so viel Salz zu sich nimmt, dass der Körper anfängt, Wasser zu speichern. Die Hauptursache aber ist die Einlagerung von Schleim und Fetten in den Nieren und eine Entzündung des Nierengewebes. Pickel und dunkle Punkte auf den Tränensäcken weisen in der Regel auf gerade entstehende Nierensteine hin. Weil die Nieren mit den Geschlechtsorganen verbunden sind, können sie auch bedeuten, dass Schleim die

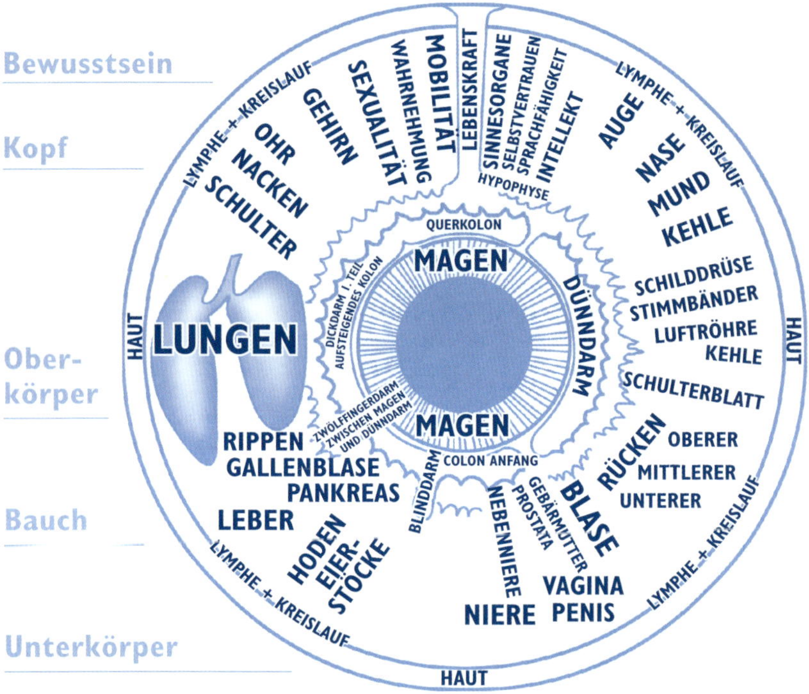

Augen-Lesen, Rechtes Auge

Blase, die Harnleiter, die Eierstöcke, die Eileiter, die Prostata und die Hoden verstopft. Eine solche Verstopfung verringert nicht nur die Energie, sondern auch die Widerstandskraft. Sie lädt Bakterien, Pilze und Parasiten ein und führt leicht zu Entzündungen. Anzeichen dafür sind ein Jucken in der Leiste, Müdigkeit, eine verringerte Libido, häufiges Urinieren und vaginaler Ausfluss. Dies alles kann zu Zysten und Polypen an den Eierstöcken und an der Gebärmutter führen und letztendlich zu ... nun, du weißt schon. Verschrumpelte, runzelige Stellen unter den Augen bedeuten geschrumpfte Nieren (geringe Energie).

Falten zwischen den Augenbrauen

Diese durch Wut und Frust entstandenen Falten zeigen Probleme mit der Leber an. Es gibt eine direkte Verbindung zwischen Wut

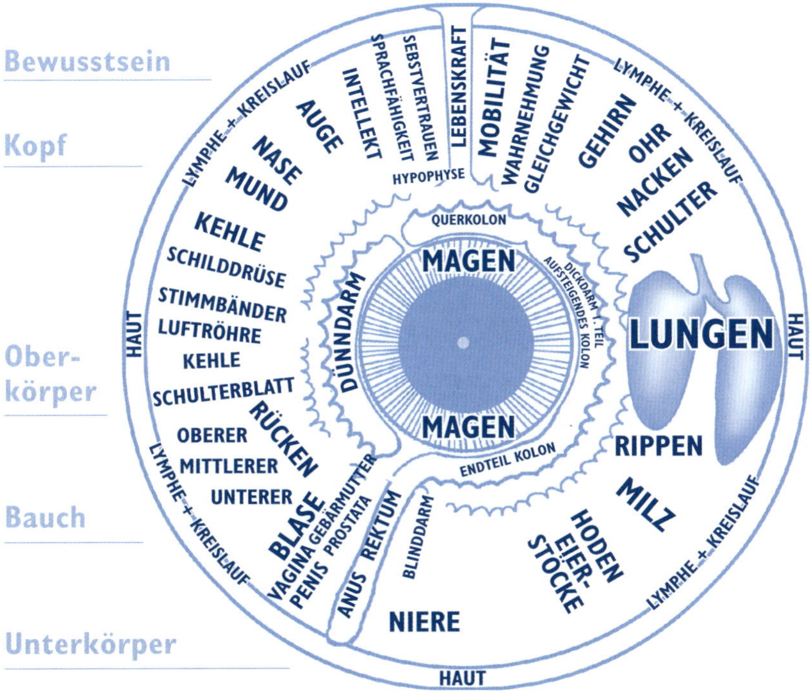

Augen-Lesen, Linkes Auge

und der Leber. Weiße oder gelbe Flecken könnten auf Zysten hindeuten, auf Tumore oder Gallensteine.

„Krähenfüße“ neben jedem Auge

Probleme mit der Leber. Reinige dein Leben, um Krähenfüße zu behandeln.

Die äußeren Seiten der Tränensäcke

Sie sind mit den Nebennierendrüsen verbunden. Es handelt sich dabei um kleine bohnenförmige Stellen unterhalb der Augen. Die linke repräsentiert die linke Nebenniere, die rechte die rechte Nebenniere. Sind diese Stellen geschwollen oder verfärbt, geht es deinen Nebennieren schlecht. Lass Stress, Zucker und Koffein weg.

Nase und mittlerer Gesichtsbereich

Die linke Seite der Nase entspricht der linken Seite deines Herzens und die rechte Seite der Nase entspricht der rechten Seite deines Herzens. Der ganze mittlere Bereich deines Gesichts spricht Bände über den Zustand deines Herzens. Ist der Nasenrücken gerötet, bedeutet das möglicherweise eine Überzuckerung durch zu viel Süßigkeiten, Obst, Kohlenhydrate und Alkohol. Ist eine Spalte in der Nase (eine Eindellung, als sei sie zweigespalten) besagt das, dass die linke und die rechte Seite des Herzens nicht gut miteinander harmonieren. Es ist also an der Zeit, Stress, Cholesterin, Fette, Salz und einen sitzenden Lebensstil zu vermeiden. Hat jemand eine rote Nase und ein ungewöhnlich gerötetes Gesicht, ist das ein ernstes Warnsignal. Sein Herz erstickt. Eine blasse, geschwollene Nase kennzeichnet ein durch Milchprodukte geschwollenes Herz. Milchprodukte enthalten sehr viel Fett und Cholesterin. Alle Tierprodukte enthalten Cholesterin. Ein Übermaß an Kaffee führt ebenfalls zu diesem Symptom. Menschen, deren Nase mit dem Alter immer größer und knolliger wird, zeigen der ganzen Welt, dass sie ihr Leben lang Dinge gegessen und getrunken haben, die das Herz entzünden und belasten.

Wangen

Sie sind mit dem Magen verknüpft. Ich beobachtete einmal jemanden, der mit geröteten Wangen ein Restaurant verließ. Ich wusste sofort, dass er etwas gegessen hatte, das seinen Magen reizte. Erstaunlich!

Falten von der Nase zu den Mundwinkeln

Sie stehen mit dem Dickdarm in Verbindung. Dieser umfasst drei Abschnitte: aufsteigendes Kolon – Querkolon – absteigendes Kolon. Je tiefer die Falten, desto schlechter geht es dem Dickdarm. Der obere Teil (am Nasenflügel) steht für das aufsteigende Kolon (der erste Abschnitt des Dickdarms), der mittlere Teil zwischen Nase und Mund repräsentiert das Querkolon (der zweite

Abschnitt) und der untere Teil an den Mundwinkeln bildet das absteigende Kolon ab (der letzte Abschnitt des Dickdarms).

Manche Menschen haben nur ein oder zwei entzündete Stellen, andere eine gewaltige Furche an einer Seite. Man erkennt die klassischen Fleischesser anhand dieser Furchen schon aus kilometerweiter Entfernung. Gewöhnlich sind das „starke" Männer, die Steaks, Hot Dogs, Bier, Kaffee, Brot, Zucker und Pommes lieben.

Mund und unterer Gesichtsbereich

Der Mund steht für dein Verdauungssystem, das im Grunde aus einem langen Schlauch besteht, der Mund und After verbindet. Was immer entlang dieses Schlauchs geschieht, spiegelt sich an deinem Mund wider. Zum Beispiel bedeuten trockene Lippen Dehydrierung, Verstopfung, zu viel trockene Nahrung, Salz und einen ernsthaften Mangel an gesunder Darmflora (den guten Bakterien), die man für die Gesundheit braucht.

Die Oberseite der Oberlippe spiegelt den Zustand des Magens wider (zusammen mit den Wangen). Die Unterseite der Oberlippe verweist auf den Zustand des Dünndarms. Die Unterlippe deutet auf den Zustand des Dickdarms hin. Die Mundwinkel repräsentieren den Zustand des Zwölffingerdarms. Ist der Rand deiner Oberlippe nicht deutlich definiert, hast du einen schwachen Magen, entweder weil du zu wenig Magensäure hast (das ist oft der Fall) oder weil du zu viel isst und trinkst. Das schwächt auch die Ausscheidung und die Geschlechtsorgane. Geschwollene Lippen weisen auf ein entzündetes Verdauungssystem durch schlechte Ernährung hin. Diese Entzündung führt zu einem Reizdarm, zu Morbus Crohn, eiternder Kolitis und Diverkulitis. Krusten in den Mundwinkeln deuten auf zu viele Eiweiße und ölige Nahrungsmittel hin. Schmerzende Mundwinkel kennzeichnen zu viele Fette in der Ernährung. Diese produzieren zu viel Gallensäure, die den Darm vergiftet und ihn anfällig für Krankheiten und Tumore macht. Es kann auch auf einen Befall durch Erreger (Parasiten,

Herpes) und/oder einen Mangel an essenziellen Nahrungsbestandteilen wie Silizium hindeuten.

Zum Beispiel sah die Unterseite meiner Unterlippe immer schrecklich aus. Als ich erfuhr, dass sie den Zustand meines Dünndarms anzeigt, begriff ich, dass es dieser Region nicht gut ging und die Energie dort aus irgendeinem Grund schlecht floss. Das bestätigte sich auch dadurch, dass ich immer krumm auf dem Stuhl saß. Das staucht den Dünndarm zusammen. Nachdem ich meinen Bauch zu strecken begann, besserte sich meine Unterlippe merklich. Wenn ich jetzt für längere Zeit sitzen muss, etwa bei Autofahrten, im Flugzeug oder am Computer, versuche ich daran zu denken, dass ich mich immer wieder strecke. Damit lasse ich meine Körpermitte atmen und die Lebensenergie kann wieder fließen. Durch meine krumme Haltung erstickte ich nämlich auch die Lebensenergie meiner guten Flora (Bakterien). Durch regelmäßiges Strecken und die Einnahme von Probiotika mit Lebenskulturen besserten sich meine Lippen, weil beides meinem Darm gut tat. Wer hätte das gedacht? Und ich hatte jahrelang einen Fettstift für meine Lippen verwendet, der überhaupt nicht half. Die Lösung sitzt viel tiefer.

Trockene Lippen

Angelegenheiten von Dickdarm, Därmen und Magen. Das heißt nicht nur Dehydrierung (Wassermangel), Verstopfung, zu viel trockene Nahrungsmittel und Salz. Häufig bedeutet es auch, dass der Verdauungstrakt durch Mikroben, Hefepilze, Pilze, Candida und Parasitenbefall wund und schuppig geworden ist. (Dann ist die endokrine Region des Gesichts geschwollen.) Das kann die Folge von verringerter Magensäure sein, von einem geschwächten Immunsystem durch ausgebrannte Nebennieren (Stress) oder von Hormonverlust. Die guten Bakterien werden geschwächt oder abgetötet. Parasiten können ebenfalls eine Dehydrierung, Blutungen und abwechselnd Verstopfung und Durchfall im Dickdarm verursachen. Dazu kommen noch Probleme, Nährstoffe auszulösen. Du sollttest Probiotika (flüssig, mit Lebendkulturen) zu dir nehmen sowie viele antibakterielle, antivirale, pilztötende und Mikroben bekämpfende Kräuter wie Thymian. Mach zusätzlich eine Stresstherapie, schlafe viel und entspanne dich.

Zähne

Sie sind mit allem verbunden. Das fasziniert mich. Zähne sind nicht tote harte Keile, die nur das Essen zerkleinern. Sie sind atmende, lebende Teile deines Körpers. Wenn ein Zahn verfällt, dann liegt die Ursache nicht nur darin, dass sich dort ein Essensrest verfangen hat und nun verfault. Jeder Zahn ist mit einem weiteren Teil des Körpers verbunden, und wenn dieser Teil deines Körpers in Schwierigkeiten gerät, spiegelt sich das an dem damit verbundenen Zahn wider. Beispielsweise werden die mit dem Dickdarm verbundenen Zähne schwächer, wenn der Dickdarm verstopft ist. Wird ein Zahn schwächer, ist er weniger gut in der Lage, Entzündungen zu bekämpfen, und rate mal, was dabei herauskommt: Karies. Das gilt auch umgekehrt. Ein fauler Zahn schädigt ebenso den mit ihm verbundenen Körperteil. Beide senden sich gegenseitig Notrufe. Du weißt ja, wie gestresst du bist, wenn plötzlich alle Gläubiger bei dir anrufen. Das wirkt sich auf deine Gesundheit aus. Dasselbe geschieht, wenn ein gestresster Körperteil den mit ihm verbundenen Teil anruft. Der assoziierte Zahn wird ebenfalls gestresst, geschwächt und beginnt zu faulen. Leberflecke, Zysten und Warzen wachsen überall entlang der Bahnen des Kommunikationssystems, den Meridianen.

Ist unsere Wirbelsäule gekrümmt, können wir nicht gerade beißen

Wir haben 32 Zähne und 32 Wirbel. Sie sind miteinander verbunden. Ist unsere Wirbelsäule gekrümmt, können wir nicht gerade beißen. Eine krumme Haltung führt zu Überbiss. Ist das nicht faszinierend? Bist du gestresst oder angespannt, spannt sich dein Rücken an und zieht an deinen Zähnen, als wären sie Marionetten. Dann knirschst du mit den Zähnen. Viele Menschen, die im Schlaf mit den Zähnen knirschen, haben Probleme mit den Nieren oder den Geschlechtsorganen aufgrund von Spannungen mit ihrem Partner (oder den Eltern). Alles ist verbunden.

Alles ist verbunden.

Der Nerv und die Energie, die von deinem Zahn zu dem entsprechenden Wirbel verlaufen, führen auch zu dem entsprechenden Organ oder Körperteil. Wenn du also nicht richtig auf deine Leber achtest und sie sich entzündet, dann entzündet sich auch der Nerv, der von der Leber die Wirbelsäule entlangläuft. Damit entzündet sich auch der Zahn, der an dieser Nervenbahn hängt. Und das bedeutet: Auch die Bandscheibe, an der der Nerv in die Wirbelsäule eintritt, entzündet sich. Das führt zu Bandscheibenschmerzen. Um den Bandscheibenschmerz zu verringern, belasten wir unseren Körper anders, das verformt unseren Körper und unsere Wirbelsäule ist nicht mehr gerade. Leute suchen den Chiropraktiker auf, aber das hilft nicht – er drückt nur die Wirbel zurück auf die entzündeten Nerven. Dadurch wird es noch schlimmer. Andere Menschen schlucken Schmerztabletten. Die überdecken den Schmerz, beseitigen aber das Problem nicht. Noch einmal: Packt man nicht das Problem an der Wurzel, wird alles nur noch schlimmer. Dann sagt der Arzt, du bräuchtest eine Spritze in die Wirbelsäule. Wie wunderbar! (Achtung: Sarkasmus!) Jetzt spritzt man dir noch Steroide in die Wirbelsäule. Die Nadel könnte sogar einen Nerv durchtrennen. Steroide verändern die DNA. Sie sind definitiv nicht gut. Das Problem ist nicht dein Rücken. Es ist die entzündete Leber oder der geschwächte, faulende Zahn. Es ist natürlich keine Lösung, den Zahn zu ziehen. Er ist ja nur ein Symptom. Tut mir leid, aber es gibt keinen Ausweg. Du musst aufhören, deinem Körper Dinge anzutun, die Stress erzeugen, ihn belasten und vergiften. Verzichte auf Zucker, Brot, Käse, Milch, Alkohol, Mehl, Medikamente, das Rauchen und all das andere miese Zeug. Es ist nicht dein Rücken – du bist es!

Zähne, die zu eng beieinander stehen und sich gegenseitig zur Seite drücken, zeigen an, dass du in deiner Kindheit zu viel schlechtes Essen in dich hineingestopft hast, vor allem Kohlenhydrate und Zucker. Das war auch mein Problem. Als Kind konsumierte ich alles, was man nicht zu sich nehmen sollte: Milch, Zucker, Brot, Süßigkeiten, Süßigkeiten, Süßigkeiten, Softdrinks, Kuchen, Cracker, Torten, Eiscreme, Fast Food, Milchshakes, Toast mit Riesenmengen Marmelade, Nudeln und noch mehr Nudeln.

Folglich drängten sich meine Zähne ganz eng zusammen. Ich brauchte eine Spange. Tausende Euro und peinliche Jahre mit Metall und Plastik im Mund später hatte sich immer noch nichts geändert. Warum? Weil ich nach wie vor das Gleiche aß. Wenn wir das Richtige essen, entspannen sich die Zähne und verteilen sich gleichmäßig. Ich habe noch einen langen Weg vor mir, weil ich mich 30 Jahre lang falsch ernährt habe. Aber der Körper repariert sich, wenn man ihn lässt. Ich weigere mich, noch länger Metall in den Mund zu nehmen, nur um diesen Prozess zu beschleunigen. Meine Zähne sind nicht perfekt, aber das ist in Ordnung, ich muss nur meinen Mund betrachten, er erinnert mich daran, dass ich mich richtig ernähren und gesund leben soll.

Zähne wachsen langsam. Man sieht, wie jemand jahrelang gegessen hat, wenn man seine Zähne betrachtet. Durch meine Zahnspitzen konnte man fast hindurchsehen. Das war schon unheimlich. Der Teil aber, der aus dem Zahnfleisch heraustrat, war milchig weiß. Das macht deutlich, dass ich jahrelang jede Menge saures Essen zu mir genommen habe, dazu Softdrinks mit Phosphor, die alles Kalzium in meinem Körper abbauten. Aber als ich richtig aß, stärkte das meine Knochen. Sie wurden fest und stark – der Zustand der Zähne zeigte das.

Ist dein Zahnfleisch gerötet und angeschwollen, ist das ein Zeichen für eine Entzündung, die säurebildende Nahrungsmittel wie Brot, Fleisch, Zucker, gekochtes Essen etc. verursachen. Blutet das Zahnfleisch, musst du etwas tun. Denn das deutet auf Herzprobleme hin. Bakterien, Viren, Pilze, Schimmel und Parasiten überschwemmen dein Blut und dein Herz, wenn das Zahnfleisch blutet.

Dein Mund ist die Pforte und die Anzeigetafel für das gesamte Verdauungssystem deines Körpers bis ganz hinten zum Ausgang.

Beachte das und verhalte dich entsprechend. Die Lösung deiner Probleme siehst du im Spiegel.

Öffne deinen Mund und sage „Ahhh". Da ist die Lösung.

Frauenbart

Unausgewogene Hormone. Herz und Fortpflanzungsorgane sind mit Schleim und unverdauten Eiweißen verstopft (meist aus tierischer Nahrung), die während der Menstruation nicht richtig ausgeschieden werden können. Als Folge wird man schwerer schwanger, weil Eizellen und Gebärmutter mit Schleim überzogen sind. Das ist auch der ideale Nährboden für Hefepilze und sich sprunghaft vermehrende Erreger. Ist Käse all das wirklich wert?

Kiefer und untere Wangen

Lungen (von der Leber geregelt). Das sind die sogenannten Hohlwangen. Models ziehen häufig dort, wo die Weisheitszähne saßen, die Wangen ein. Es ist ein Lungengebiet. Ist die Stelle runzelig oder angeschwollen oder gerötet? Vergleiche sie mal bei gesunden Joggern und nicht gesunden Rauchern.

Zwischen Nase und Wange

Endokrines System. Es handelt sich um die fast senkrechten Streifen, die vom Oberteil der Nase diagonal über die Außenseite deines Mundes bis zum Kinn hinablaufen. Sie zeigen den Gesundheitszustand deines endokrinen Drüsensystems an. Ist die Region geschwollen, heißt das, dein Körper bekämpft eine Infektion, Viren, Parasiten oder Bakterien. Die oberen Stellen an der Nasenwurzel repräsentieren die Drüsen, die sich weiter oben im Körper befinden (Kopf, Hals, Achseln), die unteren Teile nahe dem Mund die Drüsen der Leistengegend.

Unterlippe und Kinn

Fortpflanzungsregion (von den Nieren geregelt). Dieser Bereich ist spezifisch für das Fortpflanzungssystem. Frauen beispielsweise mit ungewöhnlichen Haaren, Wucherungen oder Rötungen auf dem Kinn könnten an Eierstockzysten leiden (die durch die richtige Ernährung und Lebensweise wieder verschwinden). Alle drei weisen auf ein Übermaß an Schleim hin, verursacht durch Candida infolge von Kohlenhydraten, Zucker, Alkohol, Koffein, Fleisch, Rauchen und wer weiß was sonst noch. Das kann zu Unfruchtbarkeit, PMS und unglücklichen Ehemännern führen. Aber es trifft auch Männer. Falten in der Haut und Schönheitsfehler wie Akne, Narben, Muttermale und so weiter können auf alles hindeuten, von der Prostata bis zu mangelnder Potenz. Das alles regeln die Nieren. Überprüfe das an Oberlippe, Nase und dem Ohrläppchen (Herz), die ebenfalls von den Nieren gesteuert werden.

Zunge

Pickel auf der Zunge weisen auf viel zu viel Zucker, Fette, Öle, Säuren und Eiweiß in der Nahrung hin. Die Zungenspitze repräsentiert Kopf, Verstand, Gehirn und Nervensystem. Pickel und Schwellungen um die Zungenspitze herum stehen für zu viel Stress, Angst und Nervosität, auch im Gehirn. Die Zungenmitte ist mit der Lunge verbunden, mit dem Magen und dem Verdauungssystem. Die hintere Zunge entspricht dem Fortpflanzungssystem und deinen Nieren.

Stechende, entzündliche Schwellungen zeigen zu viel saure Nahrung (unreife Früchte etwa) und Zucker an. Klebriger weißer Schleim, der die Zunge umgibt (nach dem Aufwachen in den Spiegel sehen), besagt, dass dein Körper schlechte Nahrungsmittel loswerden möchte (Mehl, Zucker, Säuren, verarbeitete Lebensmittel, gekochtes Essen, Milchprodukte, tierische Nahrungsmittel). Beachte genau, wo auf deiner Zunge sich der weiße Schleim befindet (vorne, in der Mitte, hinten). Das sind die Teile deines Körpers, die vom Schleim erstickt und verstopft werden. Das bedeutet, ihre Energie stagniert. Verabschiede dich von Mehlprodukten (Gebackenem), Molke, Käse, Fetten und Cholesterin. Es kann aber auch heißen, dass du einfach zu viel isst.

Eine weiße Zungenspitze zeigt, dass die Blutzirkulation nicht gut funktioniert. Körperteile verblassen. Anämie. Eine dunkle, rote Zunge deutet auf Entzündungen, gereizte Körperteile, Geschwüre und Krankheiten hin. Eine gelbe Zunge steht für zu viel Galle von der Leber/Gallenblase: viel zu viele Fette, Öle, tierische Nahrungsmittel. Violett: zu viel Zucker, Softdrinks, Chemikalien, Medikamente.

8 Andere Körperteile lesen

Atmung

Atmest du sehr flach? Das hält die Energie, die du einatmest, in der oberen Körperhälfte in der Nähe des Herzens fest. Das klingt zwar romantisch, tatsächlich aber ist ein übermäßig stimuliertes Herz nicht ausgeglichen, deine Emotionen laufen aus dem Ruder. Solche Menschen werden überängstlich, nervös, schnell verwirrt und haben wenig Selbstvertrauen und mangelnde Kraft. Sie wissen, dass sie nicht fest genug auf dem Boden stehen. Achte darauf, wie ein ängstlicher Mensch atmet. Alles nur im Oberkörper. Achte darauf, wie ein ruhiger und entspannter Mensch atmet. Aus dem Bauch. Er steht fest.

Körperbehaarung

Haare sollten auf dem Kopf wachsen, nicht auf dem Körper. Wenn es andersherum ist, dann gehst du die Dinge in deinem Leben möglicherweise falsch an. Körperbehaarung zeigt Schleim im Körper an. Bei Frauen deutet ein behaartes Kinn auf Schleim, der das Fortpflanzungssystem verstopft. Schleim dient dazu, unseren Körper vor eindringenden Fremdstoffen zu schützen. Was isst und trinkst du oder atmest du ein, das Schleim verursacht?

Lage der wichtigsten Organe. Wenn du einen inneren Schmerz spürst, solltest du wissen, welches Organ sich dort befindet, Senden diese Organe aber Botschaften an die Haut, etwa als Wucherungen, Leberflecke, Pickel

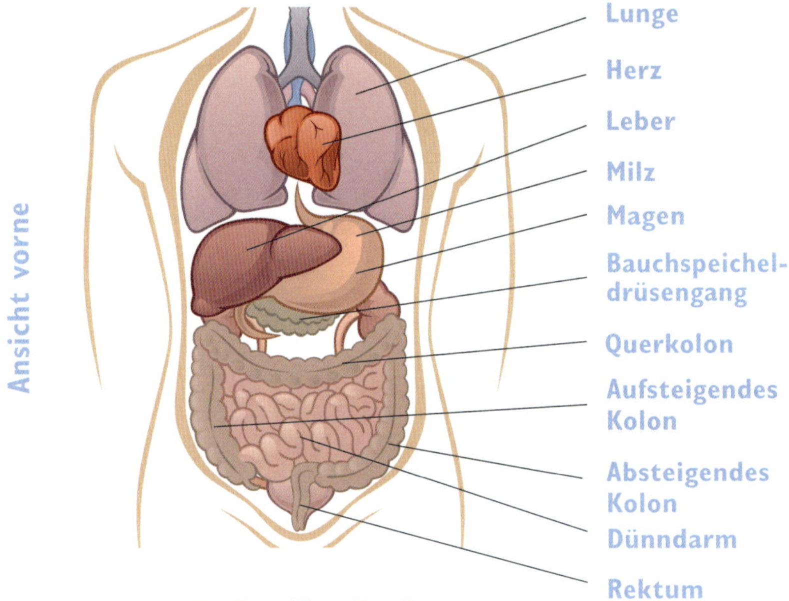

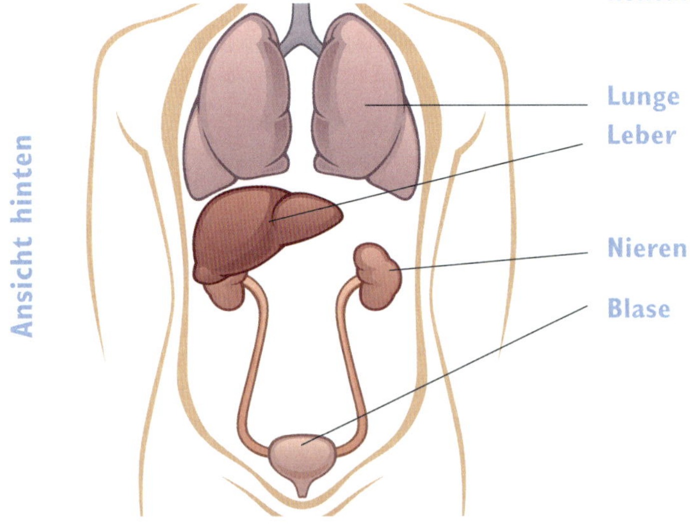

und so weiter, zeigt sich das nicht immer über dem betreffenden Organ. Die Meridiane verlaufen anders.

Achte bitte auf den Unterschied zwischen den Meridianen an der Oberfläche deines Körpers und der tatsächlichen Lage der inneren Organe.

Leberflecke, Hautunreinheiten, Pickel, Warzen, Narben, Falten und Haarbüschel weisen an diesen Stellen auf Organprobleme hin.

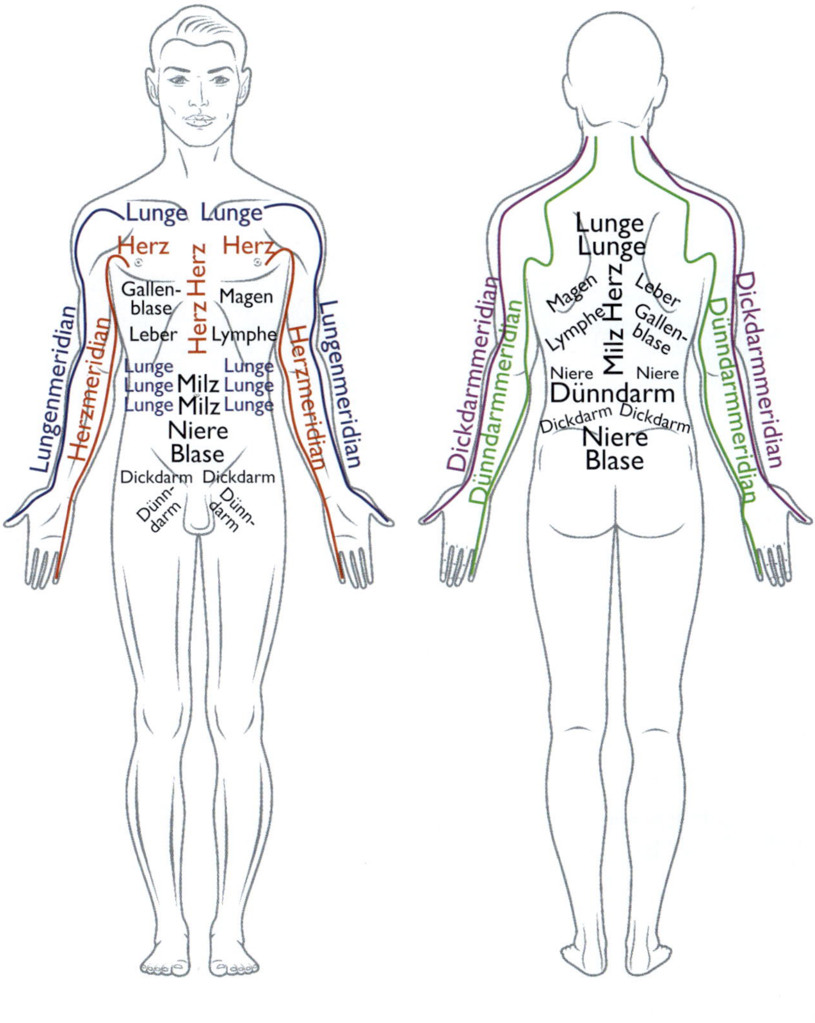

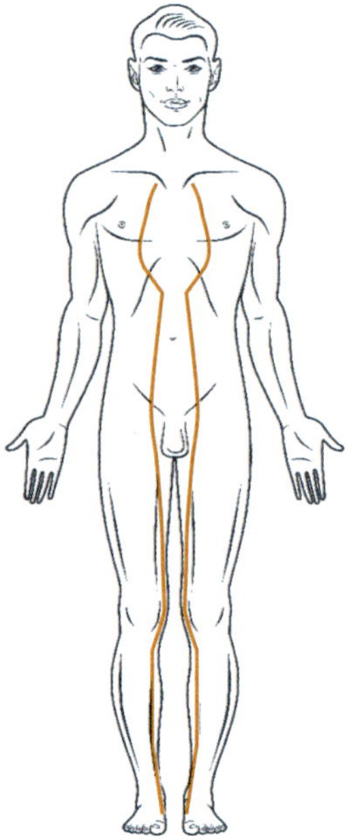

Nierenmeridian

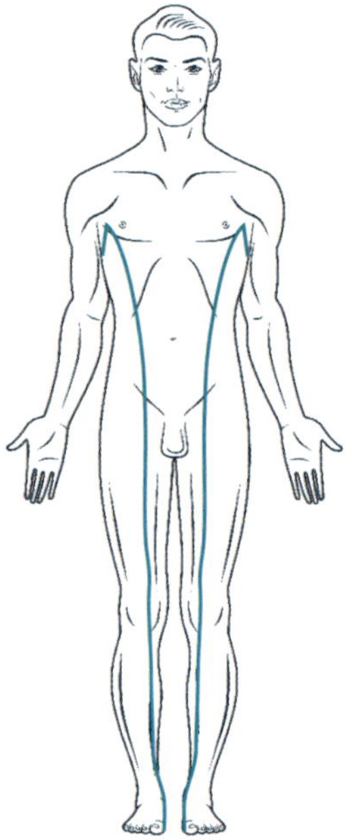

Milzmeridian

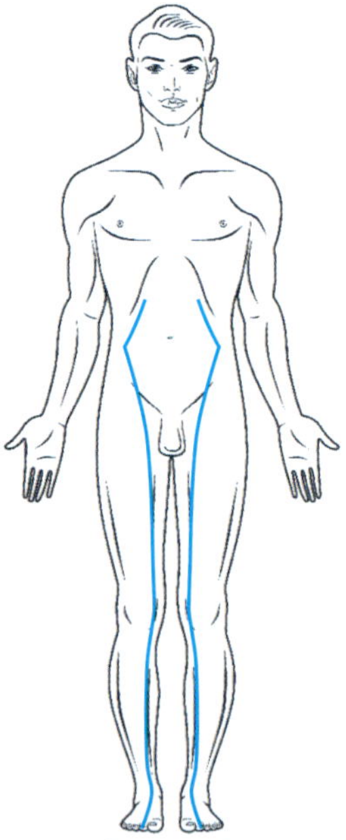

Lebermeridian

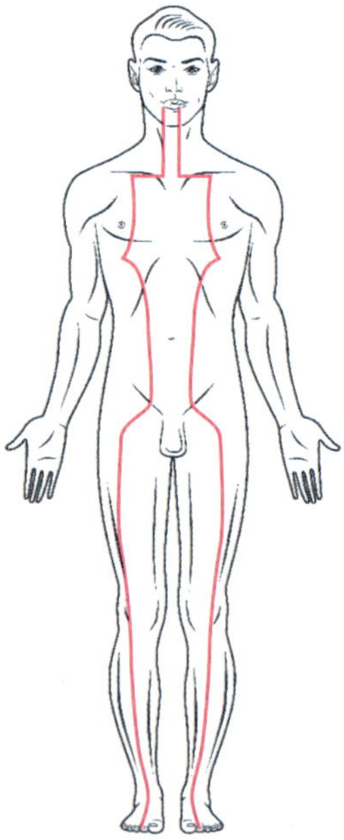

Magenmeridian

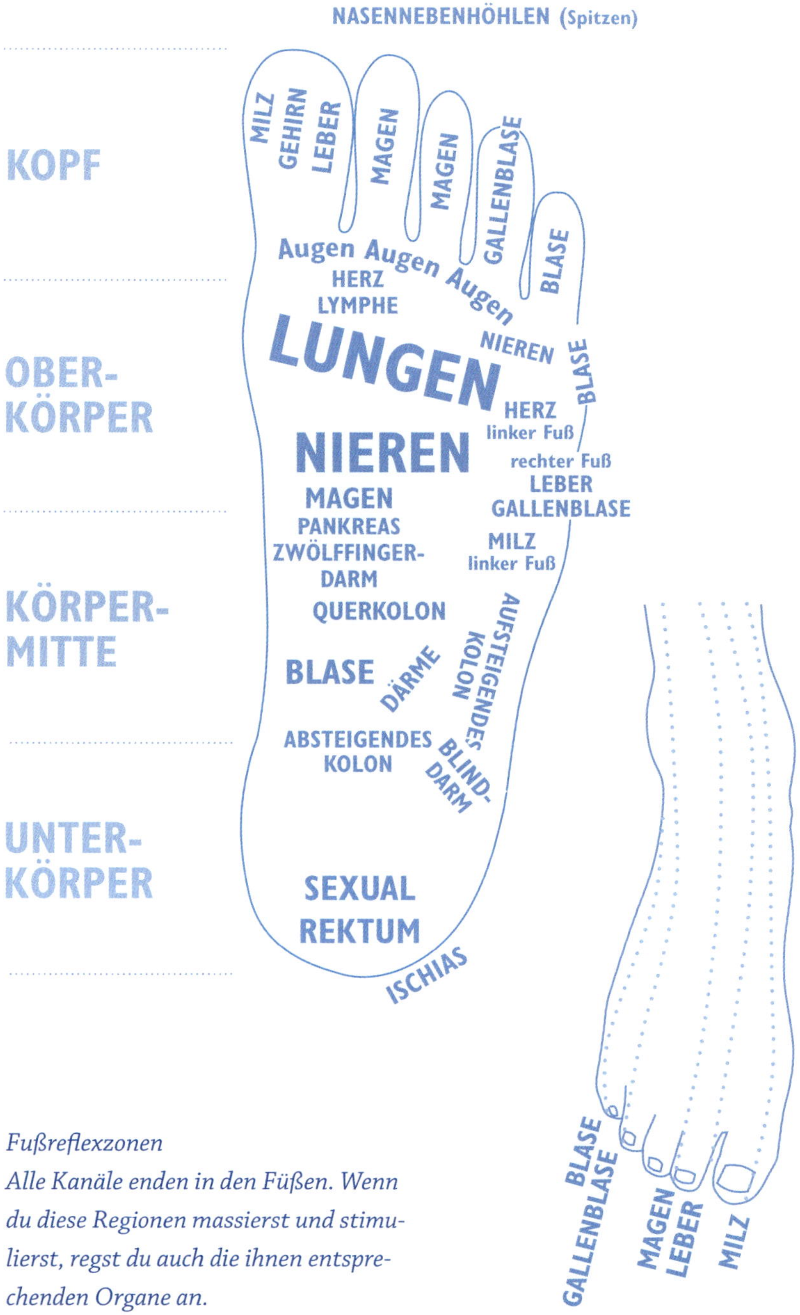

Fußreflexzonen
Alle Kanäle enden in den Füßen. Wenn du diese Regionen massierst und stimulierst, regst du auch die ihnen entsprechenden Organe an.

Haare auf dem Rücken

Normalerweise wachsen auf dem Rücken keine Haare. Rückenhaare sind Anzeichen für stagnierendes Blut, Eiweiß, Fettansammlungen und Schleim. Achte darauf, auf welchen Meridianen die Haare wachsen. Befinden sie sich weiter oben, könnte es sich um, durch Rauchen, Milchprodukte oder andere verstopfende fettige Nahrungsmittel verursachte Lungenprobleme handeln. Wachsen sie im unteren Rückenbereich, hast du Schleim und eine Stagnation in den Nieren und den Geschlechtsorganen.

Rückentest

Fahre bei einem anderen Menschen mit deinen Daumen an beiden Seiten seiner Wirbelsäule von oben nach unten. Übe ausreichend Druck aus, damit auf jeder Seite eine rote Linie entsteht. Wenn die Linie eine Unterbrechung aufweist (sie wird nicht rot oder wird weiß), hast du eine Energieblockade entdeckt! In diesem Teil des Körpers fließt die Energie nicht. Schau nach, mit welchem Teil des Körpers diese Stelle verbunden ist. Das macht Spaß, oder?

Rückenschmerzen

Die Hauptursache für Schmerzen im unteren Rücken sind die Nieren. Verzichte auf Dinge, die sie verschleißen, gib ihnen eine Pause und reinige sie. Liebe deine Nieren.

Rückenschmerzen und Wirbelsäule

Ein Chiropraktiker kann deine Probleme nicht immer beheben. Er vermag deine Wirbelsäule zwar wieder in Position zu bringen, aber später kehrt sie wieder in die falsche Lage zurück. Warum? Weil du dich nicht mit dem befasst, was deine Wirbelsäule verlagert hat. Alles ist verbunden.

Nehmen wir einmal an, du isst zu viel Süßigkeiten oder trinkst Alkohol. Deine Leber und deine Nieren schwellen an. Das drückt gegen deine anderen Körperteile und bringt letztendlich die Wirbelsäule aus ihrer Position. Der Besuch beim Chiropraktiker ändert nichts daran. Er verschlimmert sogar noch alles, weil er einfach nur die Wirbelsäule und die Muskeln in die geschwollenen Organe rammt. Aua! An einer Inversionsbank zu hängen hilft auch nicht. Und mit einem magischen Kristall zu wedeln ebenfalls nicht. Also, Leute: Übernehmt endlich Verantwortung und hört mit dem auf, was die Probleme verursacht! Überwinde deine Abhängigkeit. Fange ernsthaft an, dich zu reinigen. Es gibt keine Abkürzungen. Du kannst nicht schwindeln. Du musst bezahlen. Ist das Brot, der Kaffee, der Zucker, die Pizza oder das Bier das wirklich wert?

Wenn deine Nieren von Stress, Emotionen, Zucker, Salz, Fetten, Eiweißen und Cholesterin übermannt werden, wird die Lebenskraft (Chi) der Nieren geschwächt. Das wiederum schwächt die Lebenskraft in dem gesamten Gebiet des unteren Rückens und der Wirbelsäule. Das ist nicht gut, denn der untere Rücken trägt den gesamten Rest deines Oberkörpers. Dessen Gewicht drückt auf die Organe da unten und weder ein starker Rücken noch Muskeln schützen sie, es erdrückt verwundete Arbeiter. Eine Kettenreaktion setzt ein. Geht sie weiter, beginnen sich die Wirbel zu zersetzen. Wenn sich deine Wirbelsäule auflöst, solltest du dich zuallererst nicht mehr wie ein hilfloses Opfer der Umstände, der Gene oder des Schicksals fühlen. Nimm die Kalziumtabletten nicht mehr länger (die machen es nur schlimmer!). Es hat sehr viel mit dem übrigen Körper zu tun, mit der Ernährung und dem gewählten Lebensstil. Ein schlechter Rücken kommt von deinen Organen und von dem, womit du deinen Körper ernährst oder vergiftest. Ändere dein Leben jetzt!

Rückenschmerzen und Muskeln

Gebrauche sie oder verliere sie. Wenn du deine Muskeln nicht benutzt, schrumpfen sie. Du brauchst kräftige Rückenmuskeln, die deine Wirbelsäule stützen. Ohne sie hält nichts deine Wirbelsäule aufrecht, sie verbiegt sich und stürzt in sich zusammen wie ein Stapel Teetassen. Die Bandscheiben werden gequetscht, Nerven eingeklemmt. Das schneidet die Energie und Lebenskraft von den entsprechenden Organen ab. Als Folge funktionieren andere lebenswichtige Organe nicht mehr so, wie sie sollten. Alles ist verbunden. Du musst in Form bleiben.

Rückenschmerzen und Haltung

Menschen, die krumm oder vorgebeugt dasitzen, quetschen ihr Herz und ihre Därme – es ist so, als mache man Liegestützen in einer gebeugten Position. Das schneidet den Schlüsselorganen die Energie ab. Das Herz hungert nach Sauerstoff. Die Därme werden zusammengepresst, das führt zu Verdauungsproblemen. Der Körper kann Nährstoffe nur schwer verarbeiten. Solche Menschen fühlen sich schließlich im Leben unterernährt – nicht genug Geld, nicht genug Liebe, Sex, Anerkennung und so weiter. Sie müssen sich strecken! Sie müssen nach den Sternen greifen und den Dingen erlauben, wieder in ihr Leben zu fließen. Sie müssen mehr Kardiotraining machen (Rennen, Hüpfen, Schwimmen) und mehr grünes Blattgemüse essen, damit mehr Sauerstoff in ihr System gelangt. Atme! Entspanne dich! Hab Spaß. Sei mal albern. Geh zu einer Party (auf gesunde Art und Weise).

Hände, Arme und Füße

Es ist allgemein bekannt, dass die Füße und Hände mit allen Teilen des Körpers verbunden sind. Massiert oder stimuliert man bestimmte Bereiche an den Füßen oder Händen, massiert man damit die entsprechenden Organe und Körperteile. Wenn du Leberflecke, Warzen, Pickel, Narben oder Verfärbungen an deinen Füßen und Händen hast, bedeutet das, dass das entsprechende Organ oder der Körperteil geschwächt ist und Hilfe braucht.

Fingerspitzen brüchig oder rissig

Zu viel süße Nahrungsmittel, dazu gehören auch Obst und Softdrinks, zu viel Medikamente, Chemikalien. Häufig begleitet von sexueller Schwäche und Frigidität. Blutkreislauf, Ausscheidungs- und Fortpflanzungssystem sind durcheinander. Harte, schuppige Haut auf den Fingerspitzen geht einher mit verhärteten Arterien durch zu viel Eiweiß, Milchprodukte, Fette und Starrheit. Weiche, sich schälende Haut spricht für zu viel Zucker und süße Nahrung, emotionale Übersensibilität und geistige Überaktivität. Das verursacht überaktive Nieren und ein überaktives Herz. Niednägel sind Folge zu großer Emotionalität und hängen ebenfalls stark davon ab, was wir essen.

Finger- und Zehennägel

Die Farbe der Nägel kennzeichnet die Blutqualität. Idealerweise sollten sie rosarot sein. Sind sie dunkelrot, sind Herz und Nieren durch zu viel tierische Nahrung (Fleisch, Milchprodukte) und Salz überlastet. Vermutlich verhärten sich gerade die Arterien. Sind die Nägel blassweiß, bedeutet das eine geringe Blutzirkulation und

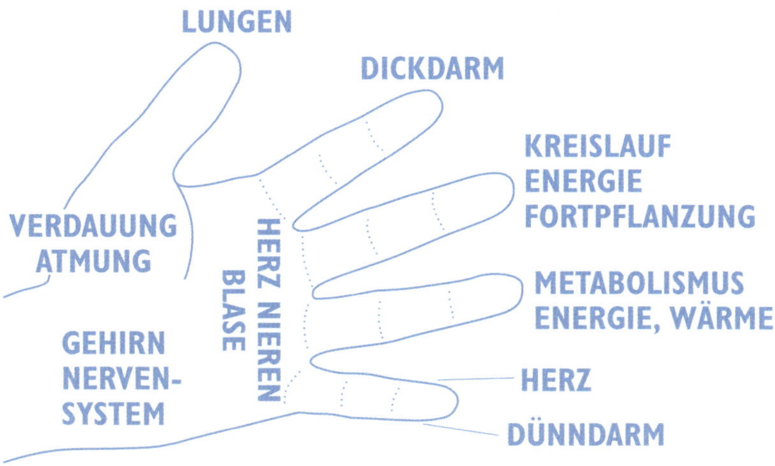

Anämie. Zu viel Mehlprodukte und Zucker, Trockennahrung, Salz, nicht ausreichend Flüssigkeit und möglicherweise eine Anreicherung von Fetten und Schleim in Herz und Leber. Es ist normal, dass sich die Nägel weiß färben, wenn man die Finger streckt, nicht aber, wenn sie entspannt sind.

Harte dicke Nägel

Diese Menschen haben viel Kraft und Vitalität, essen aber oft zu viel Eiweiß (pflanzliches wie tierisches).

Dünne weiche Nägel

Physisch schwach, aber geistig stark, isst viel gekochtes Gemüse und nimmt Stimulanzien wie Kaffee, Alkohol und Süßigkeiten zu sich.

Senkrechte Rillen

Zu viele Kohlenhydrate und Salz, aber nicht genug gute Eiweiße und Fette. Kann durch Überlastung ausgebrannt sein, in der Folge schwache Nebennieren, Verdauung, Leber und Nieren.

Waagrechte Rillen

Ernährungsweise wird umgestellt, neue Sachen werden ausprobiert.

Brüchige Nägel

Wahllose Ernährungsweise, dabei auch zu viel Zucker. Das Nervensystem ist angegriffen, der Blutkreislauf schlecht und das Fortpflanzungssystem (Eierstöcke, Hoden) bedroht.

Sich ablösende Nägel

Zu viele Softdrinks, Zucker, Chemikalien, Gifte, Medikamente, Stress, der zu Mineralmangel führt, Pilze, Schimmel, Hefepilze und Parasiten. Häufig müde, Magenverstimmung, Blähungen, Menstruationsbeschwerden, sexuelle Antriebslosigkeit, kann nicht gut schlafen, nervös und angespannt, oft niedergeschlagen. Benötigt ernsthafte Reinigung und Ausbalancierung. Muss Nebennieren aufbauen und mehr Nahrungsmittel mit Vitamin C (Papaya, Kiwi und so weiter) sowie Silizium (Bambus) zu sich nehmen.

Weiße Monde

Große Monde bedeuten einen guten Metabolismus und geringere geistige Tätigkeit; kleine Monde bedeuten weniger physische, dafür mehr geistige Aktivität.

Arme

Generell bezieht sich die rechte Seite auf die Leber, die linke auf die Nieren. Natürlich mit Ausnahme von Verletzungen auf einer dieser Seiten.

Sprache

Furcht in der Stimme steht für ein Ungleichgewicht der Nieren. Nuscheln zeigt ein Herz- oder kardiovaskuläres Problem an. Eine hohe Quietschstimme (bei Männern) bedeutet schwache Nieren. Eine wütende Stimme weist auf Leberprobleme hin.

Haut

Trockene Haut

Die Leber ist toxisch, der Körper dehydriert, zu viele Fette und Öle, hohe Mengen Cholesterin im Blut und eine Verhärtung der Arterien. Stress ist eine Hauptursache für Cholesterinansammlungen um Herz, Leber, Lungen, Därme, Prostata und Gebärmutter. Solche Menschen müssen sich dringend entspannen und mehr bewegen, sonst bilden sich Zysten und Tumore. Der ganze Druck spannt Herz und Organe an. Es hilft, auf Zucker, Stimulanzien, Mehl und tierische Produkte zu verzichten. Sämtliche Körperlotionen der Welt werden nichts ausrichten. Du musst dich von innen heraus heilen.

Rote Haut

Zu viel Zucker, Alkohol, Gifte, hoher Blutdruck.

Weiße Haut

Schlechte Zirkulation, Lungenprobleme.

Gelbe Haut

Leber- und Gallenblasenprobleme. Gelb zeigt zu viel Galle an.

Braune Haut

Leber und Nieren sind stark überlastet.

Sommersprossen

Zucker, Kohlenhydrate, Mehl, Obst, Gifte. Sommersprossen auf den Wangen bedeuten beispielsweise Probleme mit den Lungen und der Verdauung.

Lungen
Wusstest du, dass deine Lungen (und Nebenhöhlen) verstopfen, wenn dein Dickdarm verstopft ist? Hör auf damit, Müll in dich hineinzustopfen, mache ein paar Einläufe und fang mit Sport an!

Pickel

Zu viele Fette, Öle, Zucker und Stress. Schleim bildet sich auf den Organen. Weiße oder gelbe Pickel bedeuten oft Milch, Zucker, Käse, Milchprodukte. Die Nieren filtern das Blut nur unzureichend.

Leberflecke und Warzen

Sie sind viraler Natur und wachsen auf Stellen, wo die Meridiane geschwächt sind. Sie ernähren sich von überreichlich vorhandenem Zucker, Eiweiß, Mehl-Kohlenhydraten und schlechten Fetten. Sie können wieder verschwinden, wenn die Ernährung und der Lebensstil umgestellt werden.

Weiße Flecken

Pilze, Bakterien, Parasiten, zu viele Milchprodukte, Milch, Käse.

Krampfadern

Mangel an Vitamin C. Das Verdauungssystem wurde missbraucht: Dickdarm, Leber, Gallenblase, Milz, Pankreas. Ich schätze, diese Leute haben auch Kopfschmerzen und eine abnorme Menstruation. Verzichte auf Brot und Mehlprodukte, Zucker, Alkohol, Rauchen, Medikamente, Chemikalien, Öle, Fette und Salz. Den Hintern hoch und Sport treiben!

Ekzeme und Psoriasis

Deine Leber und deine Nieren sind voller Giftmüll. Sie haben gar keine andere Wahl, als den giftigen Dreck durch deine Haut zu drücken. Das reizt die Haut, es tötet die Hautzellen, trocknet sie aus, juckt wie verrückt und sieht eklig aus. Wir sprechen hier von Massen an tierischer Nahrung. Fett und Cholesterin verstopfen sämtliche wichtigen Organe. Das Ausscheidungssystem bildet Zysten und Tumore aus, die Arterien verhärten sich.

Die Toxinmenge, die der Körper aufnimmt, übersteigt bei weitem die Menge, die er ausscheiden kann. Das macht die Menschen so empfindlich, dass der winzigste Reiz (Antigen), etwa ein Katzenhaar oder Pollen, zum Katalysator wird. Er setzt eine Kettenreaktion in Gang, weil der Körper fast explodieren möchte. Um all das zu säubern, muss ein ernsthaftes Reinigungsprogramm durchgeführt werden. Das beginnt damit, keinen Zucker, Brot und andere Kohlenhydrate, schlechte Fette und Eiweiße, Salz, Chemikalien, raffinierte Öle, Medikamente, Alkohol und so weiter mehr zu sich zu nehmen. Mach ein paar Einläufe, wie in meinem Buch „Heile dich selbst“ beschrieben. Verzichte auf all das fette, raffinierte Essen und sei verrückt nach Säften, Gemüse, Seetang und Wasser.

Körpergeruch

Er ist ein Warnzeichen. Zunächst: Ihn mit Deo zu verdecken verschlimmert alles nur. Wir haben es hier mit einer schweren toxischen Überlastung zu tun. Versuche also nicht, ihn zu überdecken, hör stattdessen auf, das zu tun, was ihn verursacht! Hier sind Fleisch und Alkohol die Hauptfaktoren. Beim Konsum von tierischem Eiweiß entsteht in deinem Körper Ammoniak – das ist hochgiftig. Ammoniak lässt Katzenurin so scharf riechen. Willst du das wirklich in dir? Pflanzliche Nahrung wird in unserem Verdauungssystem nicht zu Ammoniak. Bei ihrer Verdauung entsteht Kohlendioxid, und das riecht nicht. CO_2 kann vom Körper einfach ausgeschieden werden (Lungen und so weiter), Ammoniak nicht. Ammoniak vergiftet die Lungen, das Lymphsystem, Blut, Endokrine, Nieren, Gehirn – alles. Ammoniak ist eine hochgiftige Substanz. Man benutzt es zum Kloputzen. Körpergeruch ist ein deutliches Zeichen dafür, dass du deine Lebensweise jetzt umstellen musst!

Milz

Die Milz produziert neue Lymphozyten zur Immunabwehr und filtert tote Zellen aus. Funktioniert die Milz nicht richtig, kann sie fremden Zellen nicht widerstehen. Die Menschen werden unentschlossen und können von anderen leicht übers Ohr gehauen werden. Wenn jemand übermäßig sentimental und nahe am Wasser gebaut ist, zeigt das, dass seine Milz von Zucker überstimuliert wird. Jemand mit gesunder Milz kann mitfühlend und liebevoll sein und dabei ein gesundes Gleichgewicht bewahren.

Anzeichen für eine überreizte Milz sind das große Verlangen nach Süßigkeiten und Kohlenhydraten, zu viel Speichel im Mund, Magenprobleme, Stimmungsschwankungen, Zusammenbrüche.

Ist die Milz erschöpft (wenig Energie), erkrankt ein Mensch, denn die Milz produziert dann nicht mehr genügend weiße Blutkörperchen, die Entzündungen bekämpfen. Die Verdauung klappt nicht, und Hände und Füße sind wegen mangelnder Blutzirkulation kalt. Solche Menschen schlafen schlecht und sind am nächsten Tag ermattet (chronische Müdigkeit). Sie sind ängstlich, unruhig und schwach.

Frauen mit schwacher Milz haben Probleme mit der Menstruation, Männer neigen zu Impotenz.

Je saurer das Blut, desto stärker leidet die Milz. Säurebildendes Essen und Stress tragen dazu bei, den Körper hochgradig sauer zu machen. Außerdem ungenügendes Kauen, weil Speichel basisch ist. Menschen mit Milzproblemen verlangen nach Süßem und Kohlenhydraten, nach Fruchtsäften, Alkohol und Stimulanzien. Da die Milz über Energiebahnen mit dem Dickdarm verbunden ist, wird der Dickdarm durch all die Energie von Zucker und Kohlenhydraten überreizt. Gibt es irgendwo einen Überschuss, fehlt anderswo etwas. Als Folge leidet das Herz: Jetzt magst du vielleicht einwenden: „Ich esse gar nicht so viele Süßigkeiten." Mag sein, aber wusstest du, dass Kohlenhydrate (Brot, Getreide, Chips und alles, was aus Mehl gemacht wird) sich in Zucker verwandeln, nachdem du sie verzehrt hast? Ja, du bist ein zuckerabhängiger Überzuckerter auf dem Weg zum diabetischen Super-GAU. Hast du Probleme mit Hefepilzen? Sind deine Nägel Brutstätten für Pilze? Hast du blasse, anämische Haut? Fällt es dir schwer, Entscheidungen zu treffen? Lässt dein Gedächtnis nach? Lässt du dich schnell auf hochtrabende Pläne ein, können dich andere leicht täuschen? Bist du rührselig und schläfst schlecht? Verzichte auf Brot, Alkohol, Stimulanzien, Kohlenhydrate und Süßigkeiten!

Wäre dein Körper sauber und funktionierte er richtig, bräuchtest du all das nicht, um glücklich zu sein und Kraft zu haben. Denke daran: Energie stammt aus Glukose, die von deiner Leber produziert wird. Wäre deine Leber in Ordnung, dann könntest du über alle Kraft der Welt verfügen, und zwar den ganzen Tag und jeden Tag, du bräuchtest nur wenig Schlaf und hättest keine Stimmungsschwankungen! (Erinnere dich: Griesgrämige, verärgerte Menschen haben eine verstopfte Leber.) Hör endlich auf, von Stimulanzien wie Alkohol und Kohlenhydraten abhängig zu sein. Werde einfach nur frei davon!

Magen

Der Magen wirkt sich unmittelbar auf unser Wohlbefinden aus. Es heißt, der Weg zu einem Menschen führe über seinen Magen. Die besten Treffen und Veranstaltungen sind die, bei denen es etwas zu essen gibt. Wenn wir ausgehen, gehen wir in ein Restaurant. Wir wissen instinktiv, dass ein glücklicher Magen einen glücklichen Menschen ausmacht. Nur hat offenbar ein Großteil der modernen Menschen verlernt, was man dem Magen zuführt und wie. Wir sind stets so in Eile, dass wir unser Essen kaum kauen. Je schneller, desto besser.

Die moderne Welt hat uns zu Stimulanz-Junkies gemacht. Wir wollen sofort Ergebnisse. Alles soll sofort in Ordnung sein. Wir möchten uns sofort gut fühlen. Uns soll es ständig super gehen. Wir nehmen alles, um uns nicht niedergeschlagen zu fühlen. Ironischerweise wären wir überhaupt nie niedergeschlagen oder kraftlos, lebten wir so sauber und gesund, wie es die Natur vorsieht. Wir wären zufrieden, ganz, glücklich, dankbar und wüssten den Tag zu schätzen. Wir würden ausgeruht und glücklich erwachen. Oft nehme ich am Morgen vier Stunden lang nichts anderes zu mir als Wasser. Ich strotze vor Kraft und fühle mich großartig.

Wie wir unseren Magen behandeln und was wir in ihn hineinstecken, ist entscheidend. Erstens: Halte dich fern vom Stress. Er macht den Magen sauer. Iss niemals, wenn du gestresst bist. Wenn überhaupt, dann trinke nur Wasser. Wenn du isst, dann nur Sachen, die du in der Natur findest oder die zumindest so naturnah wie möglich sind (also nicht gekocht, gebraten, gebacken und so weiter).

Ist deine Magenenergie niedrig, erschöpft und leer, wirst du gereizt, müde und egozentrisch. Der Magen hat genug und will nichts mehr haben, deshalb wollen wir auch nichts Neues mehr. Wir strahlen aus, dass wir allein gelassen werden wollen. Selbst wenn uns jemand etwas anbietet (Essen, Geschenke, Geld, Liebe, Sex, Freundschaft), bedauern wir uns selbst und schieben diese Menschen von uns fort. „Mir geht es gut", sagen wir dann. Wir machen alles schlecht und halten das Gute von uns fern. Wir wollen uns in unserem Elend und Leid suhlen. Wir betrachten das Leben als eine Reihe von unpassenden, ärgerlichen Frustrationen, die auf uns lauern. So kann man nicht leben.

Andererseits: Ist die Magenenergie zu hoch, drehen sich alle Gedanken und Taten nur noch um das Essen. Man ist nicht hungrig und isst trotzdem. Der arme Magen macht Überstunden, und der Mensch ebenfalls. Alles ist da im Übermaß. Das Gehirn ist hyperaktiv und giert ständig nach Reizen. Die Emotionen verzweifeln: Ich will, ich will, ich will. Iss, iss, iss. Bedauerlicherweise werden die Menschen aber nicht glücklich oder zufrieden, ganz gleich, wie viel sie an sich raffen und in sich schaufeln. Sie werden nie genug Geld haben, nie genug Zeit, nie genug von irgendetwas (selbst wenn sie ausreichend Geld und Zeit haben). Sie sind immer in Hektik und werden neurotisch. Es sind die unglücklichen, unzufriedenen Alleshaber, die im Kreis rennen und laut ausrufen, dass sie nicht glücklich sein können, bis sie mehr haben. So kann man nicht leben.

Aber Zucker und Brot sind genauso Killer wie Kokain

Nur die Ausgeglichenheit ist richtig.

Wenn wir aus Gewohnheit immer wieder das Gleiche tun (das fängt damit an, wie uns unsere Eltern behandelt und gefüttert haben), entwickelt sich ein nur schwer aufzubrechendes Programm. Genau wie bei einem Kokainentzug oder dem Versuch, auf Alkohol oder Zigaretten zu verzichten.

Aber Zucker und Brot sind genauso Killer wie Kokain. Sie brauchen nur etwas länger – ein langsamer, schmerzhafter Tod über

Jahrzehnte hinweg. Die Menschen sehen sich dabei zu, wie sie Jahr für Jahr älter und unattraktiver werden. Sie fühlen sich elend. Ihre Energie sinkt und es fällt ihnen immer schwerer, Spaß am Leben zu haben. Andere gehen ihnen aus dem Weg, ihr Geschäft läuft schlecht. Sie werden depressiv und wütend, sie denken immer öfter darüber nach, wie ihr Leben hätte sein können. Das passiert, wenn wir unser Leben allmählich mit lebloser Nahrung vergiften – wir können dabei zusehen, wie das Leben allmählich verblasst. Was also ist besser? Eine Überdosis Kokain und du stirbst noch am gleichen Tag, oder ein langsamer Tod mit Elend und Schmerz in deiner gesamten zweiten Lebenshälfte?

Die Ernährung ist die Antwort und doch nicht die Antwort. Natürlich müssen wir essen, was die Natur für uns vorgesehen hat, damit wir nie mehr krank werden und bis zu unserem Tod bei klarem Verstand sind. Doch das beantwortet die Frage nach dem Glück nicht. Offensichtlich warten da draußen ja überall intensive Erlebnisse auf uns, die nichts mit Essen zu tun haben. Aber wenn unser Körper nicht wirklich ausgeglichen ist, können wir diese Erlebnisse nicht wirklich schätzen.

Unsere Eltern zogen uns mit Milch, Zucker, Brot, Cerealien, gekochtem und gebratenem Essen groß. All diese Substanzen machen abhängig. Später trinken wir dann Kaffee, Alkohol, Energie-Drinks und benutzen andere Stimulanzien. Auch sie machen abhängig. Sie verleihen uns zwar die Energie, um eine ganze Nacht lang durchmachen zu können, letztendlich aber laugen sie unsere Nebennieren, die Nieren und die Leber aus. Das wiederum wirkt sich auf unser gesamtes Leben aus, auf unsere Stimmungen, auf unsere Gesundheit, auf unsere Beziehungen und letztlich auf unseren Erfolg. Kindernahrung ist nicht besser. Sie braucht länger, bis sie Wirkung zeigt, denn Kinder sind resistenter, aber letztendlich wirkt sie sich aus. All diese Nahrungsmittel stimulieren und überlasten unseren armen Magen (und die Nieren). Das geht nicht mehr lange gut. All das ist eine gefährliche Abhängigkeit.

Eine Angewohnheit abzulegen ist zuerst schwer, aber sobald die Entgiftungsphase vorbei ist, wirst du (vielleicht zum ersten Mal in deinem Leben) spüren, was es wirklich bedeutet, gesund, bei klarem Verstand, voller echter Energie und voller Glück zu sein. So soll es bleiben. Ein unsagbarer Friede überkommt dich, wenn du es geschafft hast. Du wirst vermutlich nie mehr krank. Du fürchtest dich nie mehr vor dem Leben. Du kannst entspannen und alles wertschätzen, was um dich herum ist. Du musst nie mehr kämpften, nur noch sein. Das ist überhaupt nicht schwer. Du musst dich nur dafür entscheiden.

Nur weil du etwas in den Mund nimmst, heißt das noch lange nicht, dass dein Körper etwas damit anfangen kann. Wenn du das glaubst, kannst du daran sterben. Denk daran: Es gibt keine Abkürzung und alles ist verbunden. Achte deine Zähne, deinen Mund und Speichel nicht gering – oder die Möglichkeiten des Lebens schätzen dich gering und gehen an dir vorbei! Lerne, jeden Teil deines Seins wertzuschätzen, auch deine Zähne und deinen Dickdarm. Die meisten Leute möchten schmecken und dann sofort verdauen, um möglichst viel Energie aus dem Essen zu ziehen. Aber so funktioniert das nicht. Überwinde deinen Wunsch nach sofortiger Befriedigung.

Dein Mund produziert Speichel, der Enzyme zur Vorverdauung enthält – wie Amylase, das für die richtige Verdauung notwendig ist. Dein Essen muss auf seine Ankunft im Magen vorbereitet werden. Speichel ist basisch und macht das Essen basisch. Das Essen muss eine flüssige Paste sein, bevor es hinuntergeschluckt wird. Denn der Magen kann Brocken und Stückchen nicht verarbeiten. Ich sage das noch einmal: Essen, das nicht ordentlich gekaut wurde, kann nicht richtig verdaut werden. Unverdaute Nahrung verrottet und fault in deinem Verdauungstrakt und verursacht dort jede Menge toxischer Probleme. Wenn es riecht, wenn du zur Toilette gehst, stimmt etwas nicht. Dein Essen ist nicht richtig verdaut worden (und du hast vermutlich etwas gegessen, das du besser nicht hättest essen sollen).

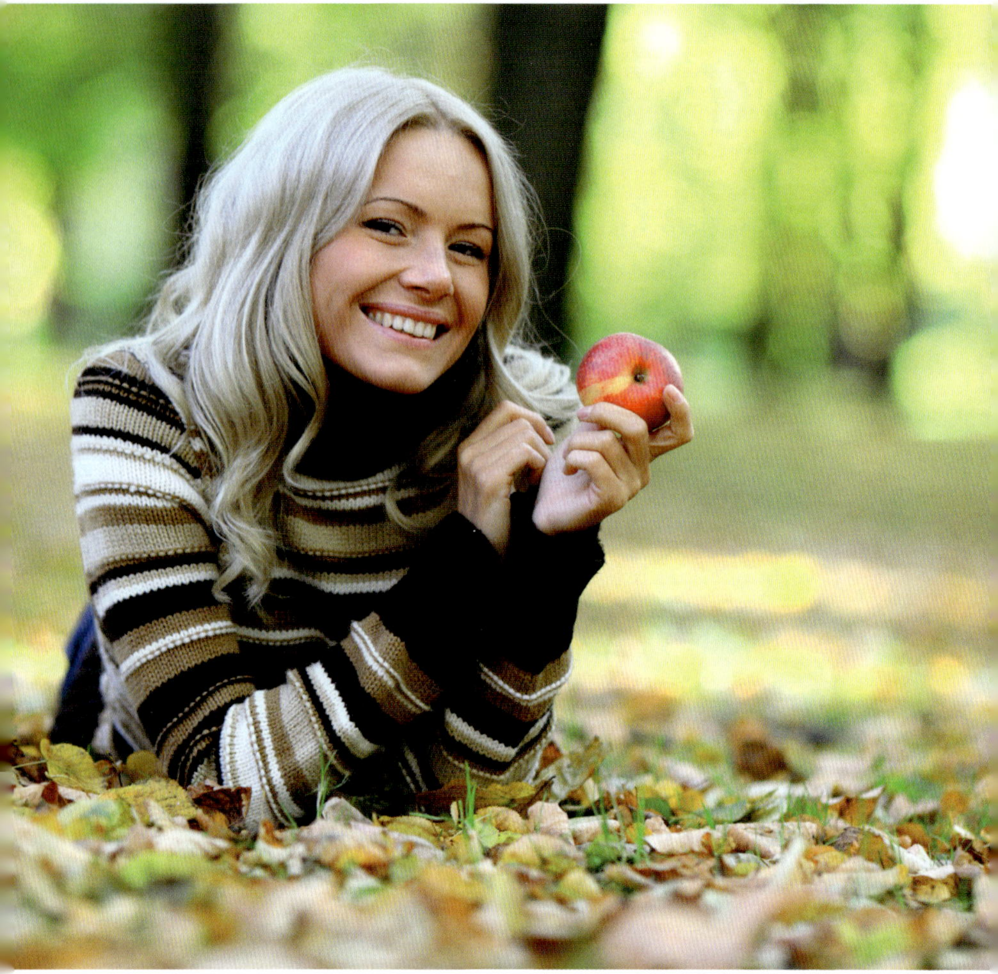

„Kau dein Essen gründlich!“

Das Kauen signalisiert deinem Magen auch, welche Art Nahrung auf ihn zukommt. Deshalb haben alle, die ihr Essen hinunterschlingen, nur wenig Magensäure und verdauen das Essen nicht. Und das führt zu Problemen.

Wie dem auch sei, was ich dir sagen will, ist: Kau dein Essen. Jeder Bissen sollte etwa fünfzigmal gekaut werden, bevor du ihn schluckst. Das klingt etwas übertrieben. Vermutlich schmerzen deine Kaumuskeln, wenn du damit anfängst. Das bezeichnet aber eine Schwäche in bestimmten Gebieten deines Lebens. Lerne das zu kauen, was das Leben dir schenkt, damit du es voll nutzen kannst. Das mag jetzt etwas seltsam klingen, aber wenn du dein Essen nicht kaust, durchläuft es einfach nur dein System und du ziehst keinerlei Nährstoffe daraus – wie Geld, das durch deine Hände rinnt, ohne dass du viel dafür kriegst. Alles ist verbunden. Schluss mit der Hektik. Atme ein paarmal tief durch und genieße dein Essen. Kaue es gut durch, damit es ein flüssiger Brei ist, bevor du es schluckst. Jedes nicht gekaute Bröckchen wird nicht verdaut und liefert dir keine Nährstoffe. Es ist verschwendetes Geld, eine Last für deinen Körper und für dein Leben. Es lässt dich schneller altern. Verflüssige dein Essen durch Kauen und achte darauf, was mit deinem Geld passiert. Versuche es einfach! Genieße das Leben und es wird dich nähren – und zwar viel vielfältiger, als du dir das vorstellen kannst.

Zähne und die korrespondierenden Organe/Wirbel

Alles ist verbunden. Was immer du einem Teil deines Körpers antust, fügst du anderen zu. Die Zähne sind mit anderen Teilen des Körpers verbunden, und umgekehrt. Achte auf deine Zähne, auf deinen Körper und deine Organe.

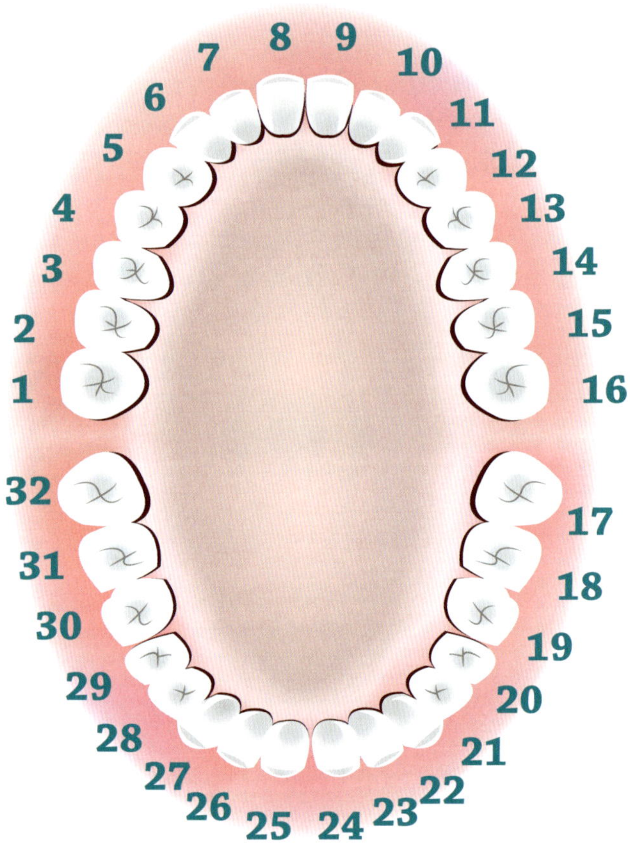

Wir haben 32 Zähne und 32 Wirbel. Das ist kein Zufall. Nerven und Lebenskraft gehen von unserem Kopf durch die Wirbelsäule und durch die Wirbel in unsere Körperteile. Schmerzt dein Rücken, hast du sehr wahrscheinlich auch Probleme mit den Zähnen und Entzündungen in Teilen deines Körpers.

Oben

1 Herz, Dünndarm, Innenohr, Wirbel C7, T1, 5, 6, S1, 2
2 Nebenhöhle, Nase, Magen, Pankreas T11, 12, L1
3 Magen, Pankreas, Kehle T11, 12, L1
4 Lunge, Dickdarm, Schilddrüse, Blinddarm C5, 6, 7, T3, 4, L4, 5
5 Dickdarm, Lunge, Nase, Nebenhöhlen, Blinddarm C5, 6, 7, T3, 4, L4, 5
6 Augen, Leber, Gallenblase, Hüfte, Knie T9, 10
7-10 Nebenhöhlen, Harntrakt, Wirbel L2, 3, s4, 5, Steißbein
11 Leber, Gallenblase, Augen, Hüfte, Knie T9, 10
12 Dickdarm, Lunge, Nase, Nebenhöhlen C5, 6, 7, T3, 4, L4, 5
13 Dickdarm, Schilddrüse, Nebenhöhlen C5, 6, 7, T2, 3, L4, 5
14 Schilddrüse, Magen, Milz, Kehle T11, 12, L1
15 Nebenhöhlen, Nase, Kehle, Magen, Milz T11, 12, L1
16 Herz, Dünndarm, Innenohr C7, T1, 5, 6, S1, 2

Unten

17 Dünndarm, Herz, Schulter, Ellbogen C3, T1, 5, 6, S1, 2
18 Nase, Nebenhöhlen, Lunge, Dickdarm, Arterien C5, 6, 7, T3, 4, L4, 5
19 Nase, Nebenhöhlen, Lunge, Dickdarm, Arterien C5, 6, 7, T3, 4, L4, 5
20 Nase, Nebenhöhlen, Kehle, Magen, Milz T11, 12, L1
21 Nase, Nebenhöhlen, Milz, Magen, Fortpflanzung T11, 12, L1
22 Leber, Gallenblase, Auge, Hüfte, Fortpflanzung T9, 10
23-26 Nebennieren, Niere, Blase, Harntrakt, Nebenhöhlen, Ohr
Wirbel L2, 3, S3, 4, 5, Steißbein
27 Leber, Gallenblase, Auge, Hüfte, Fortpflanzung T9, 10
28 Pankreas, Magen, Nase, Nebenhöhlen T11, 12, L1
29 Pankreas, Magen, Kehle, Nebenhöhlen T11, 12, L1
30 Nase, Nebenhöhlen, Lunge, Dickdarm, Bronchien C5, 6, 7, T3, 4, L4, 5
31 Nase, Nebenhöhlen, Lunge, Dickdarm, Arterien C5, 6, 7, T3, 4, L4, 5
32 Herz, Dünndarm, Wirbel C7, T1, 5, 6, S1, 2

9 Oh ja …

Sexuelle Funktionen

Die Nieren regeln den Sex. Wenn du nicht durchhältst (Männer wie Frauen), musst du sowohl deine Zucker- und Kohlenhydratsucht überwinden als auch die Fehlinformationen über Eiweiße ignorieren. Eiweiß- und Zuckervergiftung sind die Hauptursachen für einen Nierenstreik. Erinnere dich: Jedes Brot, jede Cerealie und jedes Mehl verwandeln sich in deinem System in Zucker. Eiweiß meint nicht nur Fleisch, sondern auch Nüsse und Kerne. Achte auf die Öle und Fette. Stress und mangelnder Schlaf sind vermutlich die größten Spaßkiller. Alkohol, Koffein, Zigaretten und Stimulanzien muss ich erst gar nicht erwähnen. Das weißt du alles längst. Wenn du deine Nebennieren auslaugst, zerstörst du deine Darmflora und das schwächt …, du weißt schon: alles ist verbunden.

Treibe Sport

Bewegung ist lebensnotwendig. Beweg dich oder du verlierst. Ohne Bewegung erreichst du nichts im Leben. Das ist tiefsinniger, als du glaubst. Alles ist verbunden. Hast du je bemerkt, wie tausend neue Dinge während einer Pause oder eines Urlaubs geschehen? Und wenn du zu Hause vor dem Telefon hockst und auf den magischen, dich befreienden Anruf wartest, passiert nie etwas. Du brauchst Bewegung, damit das Leben sich bewegt. Wer im Studio auf dem Laufband läuft, kommt im Leben nie so weit wie derjenige, der wirklich läuft. Auf dem Laufband meldest du deinem Körper und dem Universum, dass du unendlich viel Energie verbrauchst, um nirgendwohin zu kommen. Und was passiert dann in deinem Leben? Ich wette, du verbrauchst die meiste Energie dafür, nichts zu erreichen.

Bewege deinen Hintern, öffne die Haustür, atme tief durch und laufe! So hat es Rocky gemacht. Laufe durch die frische Morgenluft, meistere all die schwierigen und guten Passagen und die großen Stufen hinauf zum Sieg. Finde in deiner Umgebung Treppen – ob das nun eine Feuerleiter oder ein Berghang ist – und laufe hinauf!

Los jetzt, spiel die Musik, hör die Posaune, spüre die Gänsehaut und die Musik deines Herzens. Etwas in dir wird mitschwingen, und damit beginnt dein neues Leben. Jetzt befreist du dich von allem. Du begreifst, dass nur du dich zurückgehalten hast. Niemand kann dich jetzt noch aufhalten. Es liegt bei dir. Jetzt. Tu es. Jetzt!

Atme!

Das Atmen mildert Anspannung und lässt Lebenskraft durch deinen ganzen Körper fließen. Sport ist ideal, dich zum Atmen zu zwingen. Atme tief und entspannt, nimm lange tiefe Atemzüge, die deine gesamte Lunge füllen. Halte die Luft an, damit sie jede Zelle sättigt. Dann atme langsam und kraftvoll aus, bis deine Lungen völlig entleert und flach sind und nichts mehr in dir ist. All die schale, gebrauchte und giftige Luft ist weg. Erinnere dich, beim Ausatmen nimmt die gebrauchte Luft den Abfall mit hinaus. Lass ihn raus. Atme nicht halb oder flach. Du musst so viel schale Energie wie möglich loswerden und so viel frische Luft wie möglich in deine Lungen hineinlassen. Stell dir die frische saubere Luft wie ein Millionenheer von Soldaten vor, die jeden Winkel füllen, um das schlechte Zeug zu bekämpfen. Lass sie ihre Arbeit tun. Dann unternimmst du eine Massenevakuierung: Du wirst all den Abfall und all die tote, giftige, unerwünschte Energie der Vergangenheit los. Jetzt bleibt nur noch die unbegrenzte frische Energie der Gegenwart übrig – das Jetzt!

Jeder Atemzug gibt uns frische Lebenskraft. Stell dir vor, die Luft sei Geld: Jeder Atemzug macht dich nur noch reicher – und gesünder, lebendiger und kraftvoller. Das Leben sollte kein Kampf sein. Natürlich kommt so etwas vor, aber mit der richtigen Geisteshaltung wirst du einfach nur dankbar hindurchgleiten. Du kannst damit anfangen, dein Fahrzeug, deinen Körper, sanft laufen zu lassen. Funktioniert alles so, wie es sollte, macht das Leben keine Mühe mehr. Alles geschieht ganz automatisch und ohne Anstrengung.

Schlaf

Du willst jünger aussehen? Gehe früher schlafen! Schlaf ist ein magischer Prozess, bei dem Körper, Geist und Seele heilen. Wenn du jünger werden willst, gehe früher schlafen (zwischen 21 und 22 Uhr). Versuche das einmal eine Woche lang. Du wirst dich wundern, was das ausmacht.

Iss nicht später als vier Stunden vor dem Schlafengehen. Nimm das ernst. Dein Körper braucht die Energie für die Heilung im Schlaf, nicht für die Verdauung. Unverdaute Nahrung in deinem Verdauungstrakt führt im Ruhezustand des Körpers zu Problemen. Und du kannst auch nicht gut schlafen, wenn noch Nahrung in dir ist, weil sie dein Gehirn mit Energie versorgt. Schlafen heißt Fasten. Du solltest hungrig ins Bett gehen. Wenn du vor dem Schlafengehen etwas isst, lässt du deinen ganzen Körper die

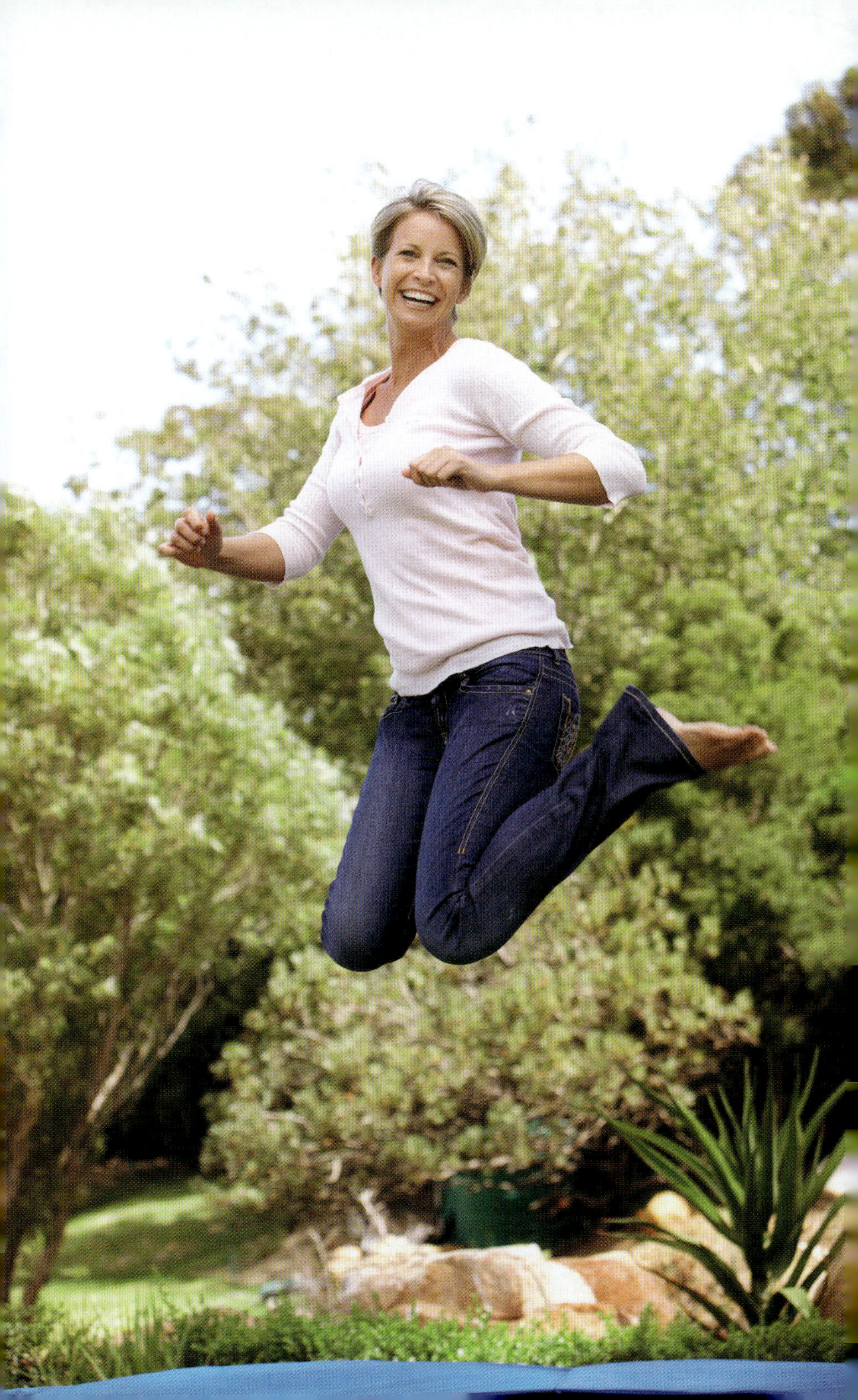

Nacht über arbeiten. Du wachst morgens auf und fühlst dich müde und unausgeruht. Machst du damit weiter, alterst du rapide. Denn dann leidest du an chronischem Schlafmangel. Du wirkst wie nach einem zehnjährigen Krieg. Erneut: Geh hungrig zu Bett. Das ist am Anfang sicher nicht einfach, aber nach einiger Zeit wirst du erstaunt sein, wie toll du dich morgens fühlst! Es ist auch ein super Weg, Fett zu verlieren. Ungenutztes Essen wird nämlich als Fett eingelagert. Bei vielen Verdauungsproblemen vermag der Körper sich selbst zu heilen, wenn du vor dem Schlafen nichts isst. Du brauchst weniger Nahrung, als du denkst. Schöne Menschen essen wenig. Menschen, die am längsten leben, essen am wenigsten.

Vielleicht sollte ich dir noch etwas Angst machen, damit du früher zu Bett gehst und davor nichts mehr isst. Wenn du vor dem Schlafengehen isst, alterst du rapide, du wirst hässlich und keiner mag dich dann mehr (ich sage dir, was immer bei dir wirkt). Deine Haare werden grau und fallen aus, du wirst häufiger krank, interessierst dich nicht mehr für Sex (und schaffst ihn nicht mehr), du wirst dick (fett), träumst schlecht, bist den ganzen Tag müde, bekommst Falten, Hämorrhoiden, schlechte Zähne, leidest am Reizdarmsyndrom und an Dickdarmproblemen, an Problemen mit der Schilddrüse, Leber, den Nieren, den Nebennieren, kannst nicht mehr richtig denken, deine Augen und dein Gehör werden schlechter, die Verdauung funktioniert nicht mehr, Diabetes droht, die Gelenke schmerzen, Tumore wachsen – was noch? Schlechter Atem, Fibromyalgie, deine Knochen werden schwach und spröde, Depressionen, miese Laune, das Leben ist Mist.

Ich scherze nicht. Wenn du nicht früh genug schlafen gehst und sich noch Essen in deinem Verdauungstrakt befindet, während du schläfst, verkürzt du dein Leben beträchtlich und verringerst deine Lebensqualität. Willst du nur halb lebendig sein? Willst du all den Spaß verpassen?

Das Betthupferl ist das nicht wert!

Deine üppigste Mahlzeit sollte das Mittagessen sein. Mittag. Iss nichts mehr nach 18 oder 19 Uhr.

Geh hungrig zu Bett – spätestens um 22 Uhr. 21 Uhr ist noch besser, wenn du wirklich gut aussehen willst und voller Leben, Kraft und guter Hormone sein möchtest.

Nach dem Aufwachen trinke ein großes Glas Wasser. Sonst nichts. Und die nächste Stunde lang nichts mehr.

Der Umgang mit Kräutern

Du solltest begreifen, dass es weder Wunderpillen noch Zauberkräuter gibt. Es ist unsinnig, schlechte Nahrung zu essen, in einer schlimmen Beziehung zu leben, schlechte Angewohnheiten zu haben, und dann zu erwarten, dass es dir besser geht, und zwar ganz schnell und plötzlich, nur weil du einige der Kräuter nimmst, die in diesem Buch erwähnt werden. So funktioniert es nicht. Du musst die Ursache deines Problems beseitigen, das heißt, deine Abhängigkeiten überwinden. Du musst ernsthaft deinen Körper säubern. Alles gute Essen und alle Heilkräuter dieser Welt ändern nichts, wenn deine Zellen im Schleim ertrinken und deine Därme mit verhärteter alter Plaque verkrustet sind und keine Nährstoffe mehr aufnehmen können. Sind deine Leber und die Nieren so verstopft wie ein Auto nach 200 000 Kilometern ohne Filterwechsel, dann geht es dir eben immer schlechter. Du musst dich mit Darmspülungen oder Einläufen reinigen, mehr Sport treiben, stretchen, kräftig und tief atmen und viel probiotische Flüssigkeiten und präbiotische Ballaststoffe zu dir nehmen. Erst dann bist du bereit für die Kraft der Kräuter. Dann können sie übernehmen. Bevor du aber die Putzfrau in dein Haus lässt, solltest du zuerst die Hunderte von Abfallsäcken aus deinem Wohnzimmer tragen, die sich bis zur Decke stapeln, und auch die verstopfte Toilette reinigen. Ruf zuerst den Installateur – und danach erst die Putzfrau. Kraft schöpfst du nicht aus irgendwelchen Stimulanzien. Sie stammt aus einem sauberen, funktionierenden Körper. Keine Ausflüchte, keine Ausnahmen.

Interessanterweise wurden alle Medikamente ursprünglich aus der Natur gewonnen und erst anschließend in einem Labor künstlich hergestellt. Wissenschaftler versuchen das zu isolieren, was sie als „aktiven Bestandteil“ identifizieren. Das ist ein gefährliches Spiel. Die Natur ist perfekt. Es ist alles gut ausgedacht. Alles hat seinen Zweck. Das zu isolieren, was unserer Meinung nach eine Pflanze ausmacht, ist wie Gott zu spielen. Erinnere dich daran: Alles ist verbunden.

Du kannst nicht ein wichtiges Teil aus deinem Auto entfernen und erwarten, dass es dann immer noch perfekt läuft. Das gilt auch bei Pflanzen und natürlichen Nahrungsmitteln. Alles ist bereits ausgeglichen. Pflanzen verfügen über den perfekten Anteil an Mineralien, Vitaminen, Aminosäuren, Ölen, Glykosiden, Sterinen und so weiter. Wenn wir nur einen Teil davon verwenden (oder sogar eine synthetische Version eines Teils davon), dann ist das nicht mehr ausgeglichen. Es ist immer am besten, die Dinge so naturnah wie möglich zu verwenden.

Weil wir gerade von nah sprechen: Die meisten der nützlichsten und effektivsten Pflanzen, die schon seit Urzeiten zum Heilen benutzt werden und Bestandteil der Rezepturen sind, die Apotheker verwenden, wachsen direkt vor deiner Haustür: Löwenzahn, Klettenwurzel, Wegerich, Krauser Ampfer, Brennnesseln, Salbei, Klee, Alfalfa, Malve – einfach alles. Sie sind kostenlose Nahrung und Medizin. Du brauchst nicht Hunderte Euro für sinnlose Gesichtscremes. Geh einfach vor die Tür und die Natur bietet dir alles, und das kostenlos – so frisch und kraftvoll wie möglich.

Geh einfach vor die Tür und die Natur bietet dir alles, und das kostenlos

Begreife, dass Pflanzen mächtig sind und mit Respekt behandelt und genutzt werden müssen. Einige Pflanzen sind giftig. Es ist also gut zu wissen, womit du es zu tun hast.

Die einfachste Art, Pflanzen zu nutzen, ist, sie mit etwas Saft in einen guten Mixer zu geben. Oder einen Tee daraus zu machen. Oder sie zu trocknen und sie in einer Kaffeemühle zu Pulver zu mahlen.

Man kann Kräuterpulver auch im Internet kaufen. Es ist gemeinhin sicherer, mehrere Kräuter zu mischen als nur ein Kraut zu verwenden, weil einige Kräuter eine sehr ausgeprägte Wirkung haben, etwa indem sie deinen Blutzucker senken oder stark abführend wirken. Ihre Wirkung wird etwas gemildert, wenn man ergänzend andere Kräuter hinzunimmt. Viele Kräuter wirken sehr gut zusammen.

Wenn du – wie ja die meisten Leute – viel zu beschäftigt bist und einfach etwas Fertiges einnehmen möchtest, dann habe ich für dich meine Kräutermischungen (siehe www.MarkusProducts.com). Praktisch alle meine Mischungen dienen der Reinigung des Körpers. Aber mein Lieblingsmittel ist AGE-FREE (Alterslos).

10 Alterslos

Meine Lieblingskräuter, die ich jeden Tag einnehme, gehören zu den stärksten Anti-Aging-Mitteln, die es gibt. Sie haben ihre Wirkung über die Jahrtausende bewiesen und sind deshalb auch Teil von „Age-Free", eines von mir zusammengestellten Präparats, das dem Alterungsprozess entgegenwirkt. Doch schau dir die folgenden Beschreibungen an, dann kannst du dir auch einfach deine eigene Mischung herstellen.

Jiaolugan

Chinas Unsterblichkeitskraut. Jiaolugan enthält drei- bis viermal mehr Saponine als Ginseng und das macht es so effektiv. Die Chinesen nehmen es, um hundert Jahre und älter zu werden, es gilt als „besseres Ginseng". Jiaolugan wirkt antibakteriell und entzündungshemmend, senkt den Cholesterinspiegel und den Blutdruck, es verbrennt Fett, beruhigt das Nervensystem, bringt Kraft und Ausdauer. Es behandelt alles von hohem Blutdruck bis zur Bronchitis. Jiaolugan ist ein Adoptogen, das heißt, es passt sich dem Bedarf an. Braucht der Körper Ruhe, fördert Jiaolugan den Schlaf. Braucht der Körper neue Kraft, sorgt das Kraut dafür. Es stärkt das

Immunsystem und verhindert, dass Stress den Körper schwächt. Sein entzündungshemmendes natürliches Pflanzensterin heilt erfolgreich Hepatitis und schützt die Leber.

Vor einem Wettkampf bekamen dreihundert Sportler Jiaolugan, alle hatten mehr Kraft, schnellere Reflexe und waren weniger aufgeregt. Es ist ein mächtiges Antioxidans, es durchsucht den Körper nach freien Radikalen und schützt ihn vor Schäden an der DNA (die durch Oxidation verursacht werden und zum Altern beitragen). Das erklärt, warum viele Chinesen, die Jiaolugan nehmen, hundert Jahre alt werden.

Jiaolugan wird bei der Behandlung von Krankheiten wie etwa Arteriosklerose, Lebererkrankungen, Entzündungen und sogar Krebs eingesetzt, weil seine antioxidative Wirkung extrem hoch ist. Es fördert die Aktivität der natürlichen Killerzellen bei Patienten mit Krebs im Harntrakt. Jiaolugan reguliert den Blutdruck und das Cholesterin (ob hoch oder niedrig). Jiaolugan verringert die Herzbelastung, indem es dem Herz dabei hilft, mit weniger Mühe die gleiche Menge Blut zu pumpen. Die Heilkräfte des Jiaolugan erstrecken sich auch auf die Leber, die es gegen toxische Chemikalien schützt. Auch den Lungen nützt es. Es ist bei der Behandlung von Bronchitis erstaunlich effektiv.

Ashwaganda

Ashwaganda gilt als eines der berühmtesten Kräuter der Welt. Das Kraut ist adaptogen und liefert einen verjüngenden Kraftstoß, gleichzeitig beruhigt es die Nerven. Chemisch gleicht es dem Ginseng, ist aber viel effektiver als Ginseng. Es ist ideal, um Erschöpfung infolge von physischem und geistigem Stress zu behandeln, ebenso stressverursachte Geschwüre und nervöse Erschöpfung. Es fördert die Schilddrüsenhormone und die Nebennieren und trägt so dazu bei, ein durch Stress verursachtes Burnout der Schilddrüse zu verhindern. Es hat eine östrogenartige Wirkung, die innere Blutungen stoppt, starke uterine Blutungen, Hämorrhoiden und ebenso hämorrhagische Diarrhö (blutigen Durchfall). Es hilft ebenfalls bei

Depressionen (gut für Frauen). Ashwaganda verjüngt und nährt das Gewebe, besonders Muskeln und Knochen, Nebennieren und das Fortpflanzungssystem. Bei Erschöpfung, chronischen Krankheiten, Impotenz, Gedächtnisschwäche, arthritischen Entzündungen, rheumatischen Schmerzen, Ängsten, Schlaflosigkeit, Atemstörungen, nervösen Störungen, gynäkologischen Problemen, männlicher Unfruchtbarkeit, Nervenimpulsen. Es stärkt die Libido, behebt Erektionsstörungen, fördert männliche wie weibliche Fruchtbarkeit, hilft bei Entzündungen und Krebs, stärkt das Hämoglobin, den Kreislauf, die Aufnahme von Nährstoffen, Leber und Nieren, klärt das Bewusstsein, stärkt die Nerven und gibt ruhigen Schlaf. Es lässt das Haar langsamer ergrauen, verbessert sportliche Leistungen, gleicht die Hormone aus, hilft bei Anspannung. Es ist einfach eines der besten Anti-Aging-Kräuter, die du nehmen kannst.

Fo-Ti

Wird seit Tausenden von Jahren von den Chinesen als ein Mittel für Leber und Nieren genommen. Es reinigt das Blut, indem es direkt die Leber und die Nieren stärkt; das ermöglicht dem Chi, frei im Körper zu zirkulieren und führt damit zu einer verbesserten Gesundheit. Es senkt das Cholesterin im Blut. Es wird häufig Menschen verabreicht, die unter vorzeitigem Altern leiden.

Traubenkernextrakt

Superantioxidative OPCs, also oligomerische pronanthocyanide Komplexe aus Traubenkernen, haben die Eigenschaft, die Beschädigung von Kollagen zu vermindern und Blutgefäße zu stärken. Kapillare werden elastischer, der Kreislauf bessert sich merklich. Traubenkernextrakt zerstört freie Radikale, tötet Bakterien und Viren, bekämpft Krebs, enthält viel Magnesium, stimuliert Nieren und Blase, beruhigt das Nervensystem und ist ein exzellenter Haut-, Leber-, Darm- und Nierenreiniger. Es verhindert die Schleimbildung im Darm. Ein guter Zellen- und Blutbilder, verbessert die Flexibilität der Gelenke, bekämpft, Krampfadern, Hämorrhoiden, schützt Gehirnzellen und verlangsamt den Alterungsprozess.

Traganthwurzel

Ist stark adaptogen. Ideal für Milz und Lungen, vermehrt die „Lebensenergie". Sehr nützliches Mittel gegen physische Schwäche und Energiemangel, Candida, Herpes, Überzuckerung. Gut für die Reduktion von Nachtschweiß und Flüssigkeitsverhaltung. Ein vorzügliches Kraut mit antiviraler, krebsbekämpfender und das Immunsystem stärkender Eigenschaft. Es veranlasst den Körper, zusätzliche Interferone zu produzieren. Die gefäßerweiternde Eigenschaft senkt den Blutdruck beträchtlich, verbessert den Kreislauf, löst Blutgerinnsel auf und verhindert so Herzkrankheiten. Es versorgt ausgelaugte Nebennieren mit neuer Energie, normalisiert das Nervensystem und gleicht Hormone aus. Sehr gut bei Erkrankungen der Atemwege, weil es die Zellen der Bronchien regenerieren hilft.

Kurkuma

Ein weltbekanntes, starkes Antioxidans, ebenso entzündungshemmend wie Cortison. Es hilft bei der Blutreinigung und der Verjüngung des Gewebes, erhöht die Energie, stimuliert die Leber,

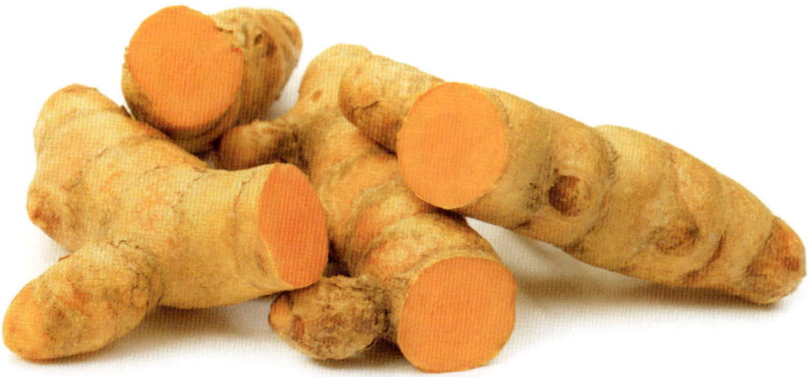

Kurkuma

bekämpft Pickel und Geschwüre, gibt der Haut Farbe und Frische. Es steckt voller Bioflavonoide, die ebenso wirken wie verschreibungspflichtige Entzündungshemmer, beugt der Arterienverhärtung vor, stärkt die Blutgefäße und stützt Kollagen. Es hält das Bindegewebe zusammen, mildert Hautabschürfungen, innere Blutungen, Hämorrhoiden, Schwellungen, Besenreiser und Krampfadern, senkt den Cholesterinspiegel, stimuliert die Produktion von Galle, stärkt das Immunsystem und bekämpft Entzündungen, Infektionen und Herpes. Es verlangsamt die Entstehung von Katarakten und hilft bei der Verhinderung diabetischer Retinopathie.

Ellagitannin

Bestandteil von Himbeersamenpulver. Seine die Gewebevermehrung hemmenden und antioxidativen Eigenschaften machen diesen tollen Stoff so unglaublich effektiv. Untersuchungen, die das Krebsforschungsinstitut Hollings unter Dr. Daniel Nixon durchgeführt hat, haben erwiesen, dass 40 mg Ellagitannin täglich (die Menge von einer Tasse Himbeeren) die Entstehung von Krebszellen verhindern können. In hohen Konzentrationen bedeutet es praktisch den Krebszellen, sich selbst zu zerstören. Es ist auch ein wunderbares Entspannungsmittel für den Harntrakt, stoppt Hämorrhoiden und eignet sich bestens bei Magenschmerzen, Herzkrankheiten, Geschwüren, Vaginalausfluss (weil es Hefepilze, Pilze, Schimmel, Bakterien und Viren jagt). Es enthält sehr viel Vitamin C.

Reiskleie

Das ist die beste Quelle für alle B- und E-Vitamine, alle notwendigen Aminosäuren, Mineralstoffe, essenzielle Fettsäuren (Omega 3, 6 und 9) und für mehr als 70 antioxidative Verbindungen. Reiskleie ist hypoallergen, leicht zu verdauen und liefert wertvolle Ballaststoffe. Sie senkt das Cholesterin, reguliert den diabetischen Blutzucker, unterdrückt Tumorzellen, erhöht die Reaktionsfreudigkeit des Immunsystems, macht eine jugendliche Haut, verringert die Kalziumausscheidungen der Nieren, die mit

Nierensteinen zusammenhängen, und steigert die Bindung der Gallensäure. Ideal auf Reisen, weil dieses großartige „Eiweiß-Pulver" eine ganze Mahlzeit ersetzen kann. Noch einmal: Es ist die beste Quelle für B-Vitamine und Vitamin E, die bei allen Krankheiten dringend gebraucht werden.

Süßholzwurzel

Ein natürliches Steroid, entzündungshemmend, antiviral, antibakteriell und antitumoral. Es stimuliert das Immunsystem durch die Anhebung des Interferonspiegels, der die Superoxiddismutase (SOD) zur Wasserstoffperoxydbildung anregt. Das lädt die weißen Blutkörperchen und Hormone auf. Es ist sehr gut für die Funktion der Nebennieren, reduziert Entzündungen und Leberprobleme wie Zirrhose und Hepatitis. Süßholzwurzel wird eingesetzt, um Prostataentzündungen zu mildern. Sie enthält nämliche Phytoöstrogene, die die negativen Wirkungen des Östrogens auf die Prostata

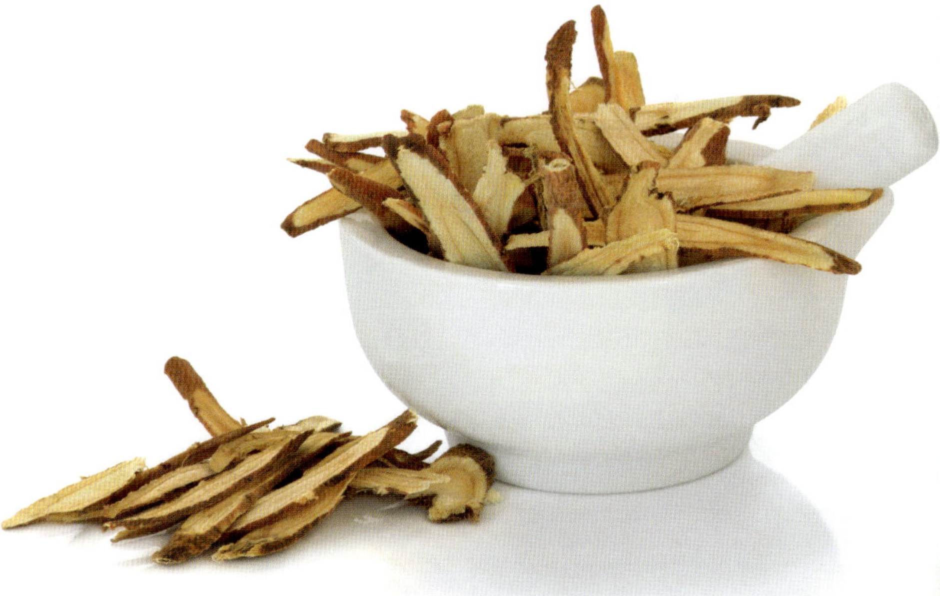

Süßholzwurzel

verringern. Süßholzwurzel blockiert die Bildung von Dihydrotestosteron (DHT) aus Testosteron, schützt also vor Haarverlust. Sie wird als Immunstimulans eingesetzt, als Antioxidans, Adaptogen, Entzündungshemmer, als Leber- und Nierenmittel, sie baut neues Nervengewebe auf, entfernt Arterienplaque, reduziert Körperfett, behandelt Überzuckerung, Geschwüre, ist antiseptisch, krampflösend, abführend und schleimlösend. Sie reguliert die Darmflora, hilft beim Ausgleich des Blutzuckers, schützt die Leber und stimuliert Aldosteron, ein Schlüsselhormon der Nebennieren. Süßholz wurde schon immer zur Behandlung von hormonellem Ungleichgewicht benutzt – und für fast jede Frauenkrankheit. Sie verleiht Frauen Wohlbefinden und das Gefühl der Kontrolle.

Pflanzen – unsere stärksten Verbündeten

„Unkraut" gibt es nicht. Jede Pflanze hat eine Bestimmung. Je mehr du über Wildpflanzen erfährst, desto mehr wird dich die Natur faszinieren, desto mehr wirst du sie lieben. Du begreifst, dass – ganz egal, wo du auf diesem Planeten bist – sich dir die Liebe aus dem Erdboden entgegenreckt. Man sorgt sich überall um dich. Du musst nur noch erkennen, wie. Wir müssen wieder mit der Natur in Berührung kommen. Die Lösung vieler unserer Probleme liegt in uns oder wächst in unserem Garten und in der Nachbarschaft und kostet nichts. Das Sonnenlicht kostet nichts. Die frische Luft kostet nichts. Es kostet nichts, zu lächeln und jemanden zu umarmen, damit es ihm besser geht. Viele der schönsten Sachen im Leben kosten nichts.

Der allerwichtigste Heilfaktor

Dein Gehirn ist dazu da, dich zu beschützen. Es ist zynisch und pessimistisch, weil es deine Existenz sichern will. Das Gehirn sammelt unendlich viele Daten und Erfahrungen – vor allem schlimme, die in Zukunft vermieden werden sollen. Das Gehirn will, dass wir nicht immer wieder den gleichen Fehler machen und uns dadurch schaden. Es ist ein übervorsichtiger Wächter. Es stellt sich immer vor, dass es zum Schlimmsten kommt, und bringt dich dann so weit wie möglich aus der Gefahrenzone. Es deutet jede Situation als mögliches Desaster und warnt dich davor. Ich sage es noch einmal:

Dein Verstand betrachtet jede Situation als mögliches Desaster. Alles, was du tust, sagst oder denkst. Er ist der Beifahrer auf dem Rücksitz, der zu viel denkt und dir sämtliche tollen Möglichkeiten ruiniert. Verschwende deine Kraft nicht damit, dich darüber zu ärgern, denn er macht ja nur seinen Job. Er soll dich beschützen. Theoretisch klingt das ganz o. k., aber unser Leben ist heute viel komplizierter als damals, als wir in der freien Natur lebten und uns von Beeren ernährten. Jeder hat heute eine eigene Meinung dazu, was gut oder schlecht ist. Die Medien bombardieren uns ständig mit Botschaften, die uns paranoid werden lassen – etwa, dass wir, wenn wir dieses oder jenes Produkt nicht kaufen, unter den Folgen leiden werden. Unser Gehirn ist überlastet und glaubt plötzlich, alles sei schlecht für uns.

Diese Art der Beeinflussung kann sogar zu dem Glauben führen, dass wir sterben, wenn wir kein Fleisch essen, oder dass wir unendlich viele Eiweiße benötigen oder dass wir unseren Job, unsere Beziehung, unser Haus oder unser Leben verlieren, wenn wir sagen, was wir wirklich denken. Unser Gehirn will, dass wir den Mund halten, uns beugen, keinen Mucks machen, nicht aufbegehren. Solange wir nur unser Dasein fristeten, sei das schon in Ordnung, da sollten wir nichts dran ändern. Dem Gehirn ist es egal, wenn es uns nicht besser geht, solange es uns nicht schlechter geht. Aber rate mal. Wenn wir alles so lassen wie gewohnt, wird es uns schlechter gehen. Du kannst es mit dem Verstand nicht erfassen, aber du fühlst es. Du siehst die Ergebnisse in deinem Gesicht.

Hör auf, dich als Opfer zu sehen. Das bist du nicht. Nur wenn du es sein willst.

Dein Gehirn liebt die Gewohnheit und scheut Veränderung. Essen wir beispielsweise Cerealien (ein totes Nahrungsmittel), betrachtet sich das Gehirn die ganze Sache und denkt: „Hm, das schmeckt gut, und ich hab's überlebt, also mache ich das wieder. Und wieder." Es sieht nicht die längerfristigen Auswirkungen. So entsteht eine Gewohnheit, und das Gehirn mag keine Veränderung.

Im Laufe unseres Lebens erwerben wir Tausende, wenn nicht gar Millionen kleiner Angewohnheiten. Viele davon sind nicht gut für uns. Wenn wir gesund sein wollen, müssen wir unser Gehirn neu programmieren. Es muss all die zerstörerischen und abhängig machenden Angewohnheiten ändern. Wir müssen es vielleicht sogar überlisten. Das ist übrigens nicht unmoralisch. Denn unser Gehirn ist ja eigentlich nur eine große Ablage mit meistens fehlerhaften Dateien, die irgendwann einmal gesäubert oder entsorgt werden sollten. Es fährt mit einer veralteten Software mit vielen Viren, du läufst und lebst nicht mehr richtig. Es gilt, die Hardware neu zu programmieren.

Prioritäten

Für viele Menschen ist der Genuss beim Essen wichtiger als ihre Beziehung. Sie bevorzugen ein schnelles Hoch durch vorfabriziertes Essen und denken nicht an die Folgen. Sie begreifen nicht, dass es ihre Leber verstopft, ihre Nebennieren auslaugt, ihren Sexualtrieb abtötet und sie müde, zänkisch, reizbar und aggressiv macht. Es ist schockierend und traurig, wie viele Beziehungen daran zerbrechen. Viele glauben, bei den meisten Trennungen sei Geld oder Sex der Auslöser gewesen.

Nein.

Wären die Menschen in ihrem Körper gesund und sauber, funktionierten sie ordentlich und wären voller Leben. Ihre Hormone sängen und Sex wäre kein Problem. Sexuell befriedigte Menschen arbeiten gerne und ziehen bei allem, was sie tun, positive Energie an. Ihre Arbeit wird besser, weil sie so glücklich sind. Ihre Kreativität ist zehnmal höher. Sie finden immer einen kreativen Weg, Herausforderungen zu meistern. Ihr Geschäft läuft besser, Geld kommt nur so herein.

Alles ist verbunden.

Geldprobleme sind nur ein Symptom. Gib nicht der Wirtschaft die Schuld. Viele Leute sind in Zeiten der Depression und Krise reich geworden. Du kannst das auch. Du brauchst ja nicht einmal Geld, um glücklich und zufrieden zu sein. Du hast schon jetzt alles, was du brauchst. Alles darüber hinaus ist nur Schnickschnack. Halte deinen Körper sauber und behandle ihn gut und ich verspreche dir, dass dich das gesamte Universum ehren wird. Dir werden sich ganz neue Welten erschließen. Wenn du nichts brauchst, wirst du alles erhalten.

Ein weiteres Problem in Beziehungen ist die mangelnde Kommunikation. Wir verstehen nicht, was die andere Seite will. Wären wir völlig mit uns selbst im Reinen und könnten jeden Augenblick wertschätzen, ohne Süchte und mit einem ausgeglichenen, sauberen Körper, wären wir so in Frieden, dass wir hören könnten, wo die andere Person steht. Und damit meine ich nicht, was sie mit ihrem Mund sagt. Mit dem, was du in diesem Buch bereits erfahren hast, wirst du Menschen in einem ganz neuen Licht sehen und mit ihnen fühlen. Du wirst nicht mehr abweisend, stur und zugeknöpft sein. Denn die anderen bedrohen dich nicht mehr. Du hörst ihre Beleidigungen nicht mehr, sondern erkennst in ihren Augen einen verlorenen und verängstigten Menschen, der nach Hilfe schreit. Du siehst es in ihren Augen, an ihrem Körper, hörst es an der Stimme und fühlst es in ihrer Energie. Deine Ruhe wird sie beruhigen. Das ist es, was alle wirklich brauchen: Bestätigung. Sie brauchen die Hoffnung, dass einer einen Ausweg weiß. Statt einer geballten Faust bietest du ihnen die ausgestreckte helfende Hand. Du hilfst ihnen nicht durch Belehrung, sondern indem du du selbst bist und sie liebst. Die einzige Sicherheit, die uns das Leben bietet, ist, was aus dem Inneren der anderen kommt.

Lege deine Prioritäten jetzt gleich fest. Verpflichte dich dir und dem Universum gegenüber, von diesem Augenblick an nur noch das Richtige zu tun. Du bist darauf vorbereitet, dich wahrhaft lebendig zu fühlen. Du lügst dich und andere nicht mehr an. Schieb nichts mehr auf die lange Bank. Es gibt keine einfachen Ausflüchte mehr. Denke daran: keine Abkürzungen. Du kannst die Natur nicht überlisten.

Das ganze Universum sieht dir zu. Mach es stolz.

Man hat dir die perfekteste und schönste Maschine der ganzen Welt geschenkt. Sie kann sich selbst heilen. Sie braucht nur wenig Treibstoff – nur Luft, Wasser und etwas Obst. Sie will sich bewegen. Sie will spielen. Sie will mit anderen teilen und mit anderen zusammen sein.

Feiere das Leben, mein Freund. Deshalb bist du hier.

Hör auf zu sterben und fang an zu leben.

Und wenn du wahrhaft lebst – heilst du die Welt.

Werde wieder jung.

Jetzt!

12 Die Leber

Okay. Jetzt geht es darum, wie du die Organe heilst, die für deine äußere Erscheinung am wichtigsten sind. Das sind die Leber, die Nieren, der Dickdarm und die Haut. Beachte, dass die Haut als Letztes kommt. Ich müsste sie nicht einmal nennen, wenn du dich um die anderen drei richtig kümmertest. Beginne also nicht mit dem Kapitel über die Haut. Es wird dir nichts nützen, wenn du dich nicht zuerst um deine Leber, deine Nieren und den Dickdarm kümmerst.

Ohne weitere Ausschweifungen zeige ich dir nun die wunderbare Welt in dir.

Haut und Leber

Deine Haut ist wie eine Erweiterung deiner Leber. Du kannst sie die „äußere Leber" nennen. Sie ist ein riesiges Ausscheidungsorgan. Welche Probleme deine Leber auch hat – die Haut hat sie ebenfalls (und umgekehrt). Hat deine Haut Pickel, hat sie deine Leber ebenfalls. Das bedeutet: Überall auf deiner Leber tauchen wie auf einer faulen Frucht braune Punkte auf. Wenn deine Haut juckt, brennt, sticht oder ausschlägt, extrem trocken ist oder wenn du Ekzeme, Psoriasis oder Ausschläge hast, heißt das, dass deine Leber giftig und voller Abfall ist. Was da aus deiner Haut herauskommt, sind Toxine. Das brennt, juckt und trocknet deine Haut aus. Wenn du schöne Haut willst, musst du zuerst deine Leber reinigen. Und deine Nieren. Es sind die beiden wichtigsten Organe deines Körpers. Die Leber filtert den fettlöslichen Abfall und die Nieren den wasserlöslichen Abfall.

Entgiften

Die Leber ist der Filter deines Körpers, sie schützt dich vor Chemikalien, Giften, schlechtem Essen und so weiter. In ihr landen schließlich all die Konservierungsmittel, Pestizide, Chemikalien und der Müll, den dein Essen enthält. Dort sammeln sich Alkohol, Rauch, Schwermetalle, Plastikausdünstungen, Medikamente und Bakterien an, dort lassen sich Parasiten nieder und feiern Party. Sie ist das größte Organ in deinem Körper, und du hast sie seit deiner Geburt mit Giftmüll angefüllt. Wann hast du den Filter zum letzten Mal gereinigt? Und du wunderst dich, dass du so müde bist?

Aber die Leber tut viel mehr als das.

Deine Leber produziert auch deine Energiequelle Glukose aus den Kohlenhydraten, die du zu dir nimmst. Glukose ist reine Energie. Damit betreibst du dein Gehirn. Die meisten Menschen essen viel zu viel. Deshalb wird der Überschuss an Glukose als Glykogen in der Leber eingelagert und dann wieder in Glukose zurückverwandelt, sobald sie benötigt wird.

Neben dem Filtern vom allem, was du isst, tut deine Leber noch viel mehr. Sie

- speichert Vitamin B12 und Eisen
- erzeugt und speichert die Vitamine A, D, E und K
- erzeugt Aminosäuren, die in deinem Körper zu Eiweiß werden
- erzeugt Steroide und Sexualhormone
- ermöglicht die Blutgerinnung

- erzeugt Verdauungssäfte
- baut Fette ab (produziert Gallenflüssigkeit für die Gallenblase)
- entfernt Cholesterin und schädliche Fette
- tötet Bakterien und Viren
- produziert Interferon, einen starken Keimabtöter
- produziert den Großteil der Lymphe des Körpers, die keimtötende Lymphozyten und weiße Blutkörperchen aufweist (es gibt viermal mehr Lymphe im Körper als Blut)
- speichert Immunzellen

... und hat buchstäblich Hunderte weiterer Funktionen!

Der Weg von der Nahrung ins Blut verläuft folgendermaßen: Magen > Darm > Pfortader > Leber > Blut.

Krankheit ist ein Zeichen für eine überlastete Leber. Es ist ganz einfach.

Wenn du deine Leber reinigst, kann das nicht nur dein Leben retten, sondern dich auch noch zehn Jahre jünger machen. Deshalb hast du ja dieses Buch gekauft.

Weil das schlechte Zeug in der Leber gefiltert wird, wird sie zur Brutstätte von Parasiten, Bakterien, Zysten und Viren. Weil Gallensteine porös sind, werden sie ebenfalls zur Brutstätte von Parasiten und Krankheiten.

Die Leber produziert Galle – eine Flüssigkeit, die Gifte, Abfall und alte, verbrauchte Blutkörperchen aus dem System schwemmt. Sie hat zahlreiche Funktionen: Galle enthält starke Salze, die Fette und Öle abbauen und dann auf ihrem Weg durch das Verdauungssystem ausscheiden. Sie wird in deiner Gallenblase gespeichert, bis sie benötigt wird (wenn du Fette isst). Ist Galle mit zu vielen Toxinen belastet, verhärtet sie und kristallisiert zu Steinen, die deine Leber und Gallenblase füllen und dein System verstopfen. Die Lösung besteht nicht darin, die Gallenblase zu entfernen, sie ist ja nur ein Sack. Du musst die Steine auflösen.

Aminosäuren (die Bausteine der Eiweiße) sind für die Gesundheit der Leber äußerst wichtig. Sie müssen aber von Pflanzen stammen (jede pflanzliche Nahrung hat Aminosäuren). Eiweiße aus tierischer Nahrung ruinieren die Leber letztendlich.

Beim Verzehr von Fleisch und anderen tierischen Nahrungsmitteln entsteht in deinem Körper ätzendes Ammoniakgas, das die Leber angreift. Das führt zum hepatischen Koma, letztendlich gibt die Leber auf und macht dicht.

Eine Zirrhose ist vernarbtes Lebergewebe aufgrund von Alkohol, von Rauchen, von Medikamenten, von Infektionen wie Hepatitis, von Parasiten und von einem ungesunden Lebensstil. Die Leber wird steinhart, das Blut kann nicht mehr durchfiltern. Das ist todernst und tötet eine Menge Menschen in den mittleren Jahren. Die Hälfte aller Amerikaner sind Kandidaten hierfür. Da die Leber den Großteil der Lymphflüssigkeit des Körpers produziert, muss nicht eigens erwähnt werden, dass eine verstopfte und träge Leber Ursache für ein träges Lymphsystem ist.

Wenn Leber und Gallenblase schwerfällig und überlastet sind, werden wir aggressiv und wütend. Das gleiche gilt auch umgekehrt: Wut schädigt Leber und Gallenblase. Wir alle wissen, dass Alkohol die Leber angreift (ja, jeder Alkohol) und dass Alkoholiker aggressiv werden. Nun weißt du auch, warum das so ist.

Folgende Warnzeichen zeigen an, dass deine Leber träge, toxisch und entzündet ist:

- Magen wölbt sich hervor
- oft müde, ermattet, wenig Energie, Schilddrüsenunterfunktion
- Probleme mit dem Gedächtnis, vernebeltes Gehirn
- schlechte Stimmung, Emotionalität, Depression, leicht gestresst, streitlustig, wütend und oft gereizt, PMS, angespannt, „Hintern zusammengepresst" (wortwörtlich, und zwar so sehr, dass du Hämorrhoiden und Prostataprobleme bekommst)
- Entzündungen der Fortpflanzungsorgane
- Winde (Blähungen), übel riechendes Exkrement, Körpergeruch
- Verstopfung von Nebenhöhlen, Nase

- Verdauungsproblem, abwechselnd Durchfall und Verstopfung
- Magenverstimmung
- Hautprobleme: Jucken, Ausschlag, Pickel, gereizte Haut
- Allergien
- Übelkeit, flaues Gefühl, insbesondere nach den Mahlzeiten
- starkes Schwitzen
- leicht gelbe Haut oder Augen
- Augen sind müde, rot, gereizt, unscharfes Sehen
- Schmerzen oder Pochen im Kopfbereich, man kann nicht geradeaus denken
- blutendes Zahnfleisch
- Leber-, Bauchspeicheldrüsenkrebs (extreme Erschöpfung ist erstes Warnzeichen)
- hoher Cholesterinspiegel
- schlechter Schlaf, Aufwachen mitten in der Nacht, weil die Leber überlastet ist
- Nierenprobleme
- Herzprobleme
- Lungenprobleme
- brennender Mund, brennende Zunge
- Überzuckerung, Diabetes, Verlangen nach Süßigkeiten, Kohlenhydraten, Alkohol
- entweder zu viel Gewicht oder nicht fähig, Gewicht zuzulegen
- Workaholic, stur, reizbar
- Steifheit im rechten Oberkörper oder Oberarm
- Zeichen fortgeschrittener Leberschäden: Tod (wachst du jetzt endlich auf?).

Ursachen:

- Fast Food, verarbeitete Nahrungsmittel, Nahrungsmittel mit Konservierungsstoffen, Chemikalien
- Stärke und Getreidekörner
- Fleisch, Käse

- Zucker
- Alkohol
- Tabakrauch
- Verschreibungspflichtige Medikamente, insbesondere nichtsteroidale Antirheumatika, Schmerztabletten wie Acetaminophen, Antibiotika, Antidepressiva, Tranquilizer
- das Antihistamin Claritin (verursacht Lebertumore)
- Umweltchemikalien
- Amalgamfüllungen
- Ernährung mit wenigen Ballaststoffen
- toxische Luft
- Wut
- Angst
- toxisches Wasser (Chlor, Fluorid, Schwermetalle)
- Plastikausdünstungen
- Pestizide, Fungizide
- Parasiten, Bakterien, Viren, Schimmelpilze, Hefepilze, Candida
- Fett
- Cholesterin.

Stärke

Das Stärkemolekül lässt sich nicht in Wasser lösen. Getreidekörner und stärkehaltige Nahrungsmittel verursachen eine Impaktbildung in Leber, Nieren und Gallenblase, verursachen eine Steinbildung, ziehen Blutgefäße zusammen, bilden Tumore, verursachen Hämorrhoiden, Allergien, hohen Blutdruck und so weiter. Die Ausscheidungsorgane müssen gründlich geputzt werden, dann muss auf alle Körner und stärkehaltige Nahrungsmittel verzichtet werden.

Was zu tun ist

Es empfiehlt sich dringend, während der Reinigungsperiode einen Monat lang jeden zweiten Tag eine Darmspülung oder einen Einlauf zu machen. Wenn nämlich der ganze Abfall erst einmal in deinen Därmen sitzt, willst du ihn so schnell wie möglich aus deinem Körper bringen, damit er nicht wieder in dein System absorbiert wird. Nichts macht dich schneller wieder gesund als eine gründliche Darmreinigung. Sie verschafft deiner Leber und Gallenblase mehr Platz für ihren Abfall. Dadurch werden diese schneller sauber. Die Leber ist ein großes Organ voller toxischem Schleim. Sie zu säubern gelingt nicht über Nacht. Du brauchst mindestens eine Woche für die Reinigung, besser ist es, sie über einen Monat lang durchzuführen. Um deine Leber völlig zu erneuern, brauchst du zwischen sechs und zwölf Monaten. Sie ist ein großes und sehr hart arbeitendes Organ. Am besten lebst du währenddessen nur von Fruchtsäften. Dann kann sich deine Leber auf die Reinigung konzentrieren, ohne neues Zeug verarbeiten zu müssen.

Trinke, so lange du kannst, nichts außer Wasser und frisch gepressten Zitronensaft. Anschließend machst du, so lange es geht, ausschließlich mit Gemüse-/grünen Säften weiter, danach mit grünen Smoothies und dann mit Rohkost. Die Einzelheiten findest du in meinem Buch „Heile dich selbst“.

Noch einmal: viel Wasser und frische Säfte.

Iss möglichst viel (oder nur) frisches Gemüse, Obst und Beeren. Bleibe während der Reinigung weg von Nüssen und Kernen.

Wie du deine Gallenblase reinigst

Mixe und trinke Folgendes mehrere Wochen lang jeden Tag:

- Orangen, Zitronen, Limette, Grapefruit als Saft
- 3–5 Knoblauchzehen
- daumengroßes Ingwerstück
- halbe Tasse Oliven- oder Hanföl,
- etwas Meersalz.

Das Öl führt dazu, dass die Gallenblase ihren Inhalt hergibt (dazu gehören auch die Steine). Der Knoblauch bekämpft Bakterien, Viren und Parasiten, die sich in der Galle angesammelt haben. Du willst ja nicht, dass sie sich in deinem Körper ausbreiten. Der Ingwer unterstützt den Verdauungsvorgang und hält die Dinge in Bewegung. Der Zitrussaft und das Meersalz brechen die Fette, Öle und Galle auf.

Chanca Piedra

Ein wunderbares Kraut aus dem peruanischen Regenwald gegen Gallensteine, Nierensteine, Harnwegsinfektionen, Hepatitis A, B und C, für eine optimale Funktion von Leber, Nieren und Blase. Es wirkt antiviral, antibakteriell, antifungal und gegen Überzuckerung. Es zerstört sowohl Nieren- als auch Gallensteine, regt die Produktion von Galle an und hilft bei der Beseitigung von Blockaden und Verstopfungen im ganzen Körper und in den Organen. Es kann als Tee, Extrakt, Pulver oder Kapsel eingenommen werden. Noch nie wurden Nebenwirkungen beobachtet, außer eventuell Krämpfe beim Abgang der Steine. Es kann selbst von schwangeren Frauen eingenommen werden.

Empfohlene Anwendung: 1 bis 4 Tassen Tee am Tag auf leeren Magen. Das ist ein Hauptbestandteil meiner Lebermedizin. Wenn du also etwas haben möchtest, um gleich anzufangen, nimm sie.

Magenbitter

„Magenbitter“ sind bittere Kräuter und Pflanzen, die die Leber dazu anregen, neue Galle zu produzieren und die alte, toxische Galle auszuscheiden. So lässt sich die Leber wunderbar reinigen. Als generelle Regel gilt: Je bitterer, desto besser für die Leber. Einige Beispiele für Magenbitter:

- Schwedenbitter
- Mahonie
- Enzian
- Beifußblätter
- Artischockenblätter
- Traubenblätter

- Löwenzahn
- Sennesblätter
- Engelwurz
- Zitronenschale
- Kurkuma
- Kardamom

Denk daran:
Därme reinigen (Darmspülung, Einlauf).
Trinke jeden Tag frischen Zitronensaft.
Hör auf, DHEA (Dehydroepiandrosteron) zu schlucken, falls du es nimmst.
Lass deine Zahnfüllungen aus Amalgam entfernen, sie vergiften ganz langsam deine Leber und dich.

Brennnessel

Dieses weit verbreitete „Unkraut“ ist eine der besten Quellen für Silizium (das brauchen wir für Haut, Haare und Kollagen). Es fördert die Schilddrüsenenergie, hilft bei der Fettverbrennung und befreit von Schleim. Brennnesseln wirken wunderbar bei der Leberreinigung, bauen Blut auf, spülen sauren Abfall aus und beruhigen sogar das Nervensystem. Sie sind entzündungshemmend und entfernen Harnsäure bei Gicht. Brennnesseln begünstigen das Wachstum der guten Darmflora.

Ideal zum Schleimabbau im Dickdarm. Brennnessel ist eine Quelle für den Neurotransmitter Serotonin, unterstützt die Funktion der Nebennieren und verstärkt die Nährstoffaufnahme. Als steroider Entzündungshemmer reduziert sie Entzündungen der Prostata und liefert Nährstoffe für die Arbeit und die Gesundheit der Prostata. Nesseln senken den Blutzuckerspiegel, erhöhen die Insulinsensibilität aufgrund ihres Chromgehalts, liefern Ernährungsunterstützung, stärken die Blutgefäße und verhindern so Beschädigungen durch Insulin. Sie können als Antidepressivum, als Antibiotikum und Pilzmittel benutzt werden, um Harn- und Milchsäure zu entfernen, Nierensteine aufzulösen, Energie zu erhöhen, Anämie und Geschwüre zu behandeln und Gewebe zu stärken. Sie gelten als mildes Laxativ, als Tonikum für Nebennieren, Nieren und Leber und regulieren die Darmflora.

Eines der besten Kräuter, das du einnehmen kannst. Enthält sogar Eiweiße, du könntest davon leben, wenn du müsstest.

Löwenzahn

Ja – das Unkraut in deinem Hof. Es ist Gottes Geschenk an dich. Diese Pflanze ist bei allem gut, was Nieren, Leber, Dickdarm et cetera betrifft, bei allem! Er ist besser für dich als alles in deinem Kühlschrank. Er ist ein super Essen und ein hervorragendes Naturheilmittel. Eine gute Quelle für die Antioxidantien Vitamin A und E, die Zerstörungen durch freie Radikale vorbeugen, für den Vitamin-B-Komplex, Vitamin C und D, Kalzium, Eisen, Mangan, Magnesium, Kalium, Phosphor, Schwefel, Silizium, Natron, Saponine und Phytoöstrogene. Es wird als Krebsmittel, Leberstimulans und Tonikum eingesetzt, das das Blut basisch macht, den Magensäurespiegel erhöht, den Cholesterinspiegel senkt; als Diuretikum, als Blutreiniger, als Lymphtonikum und als Schmerzmittel. Löwenzahn reguliert die Darmflora (die guten Bakterien im Darm).

- Jede Art Zitrusfaser – Zitrone, Limette, Grapefruit, Orange – ist gut für die Leber.
- Grünzeug ist lebensnotwendig für die Leber!
- Chlorella. Löwenzahnsaft. Mache dir einen Rucola-Salat.
- Gräser (Gerste, Weizengras, Alfalfa) sind tolle Entgifter, die die Leber reinigen.

Löwenzahn

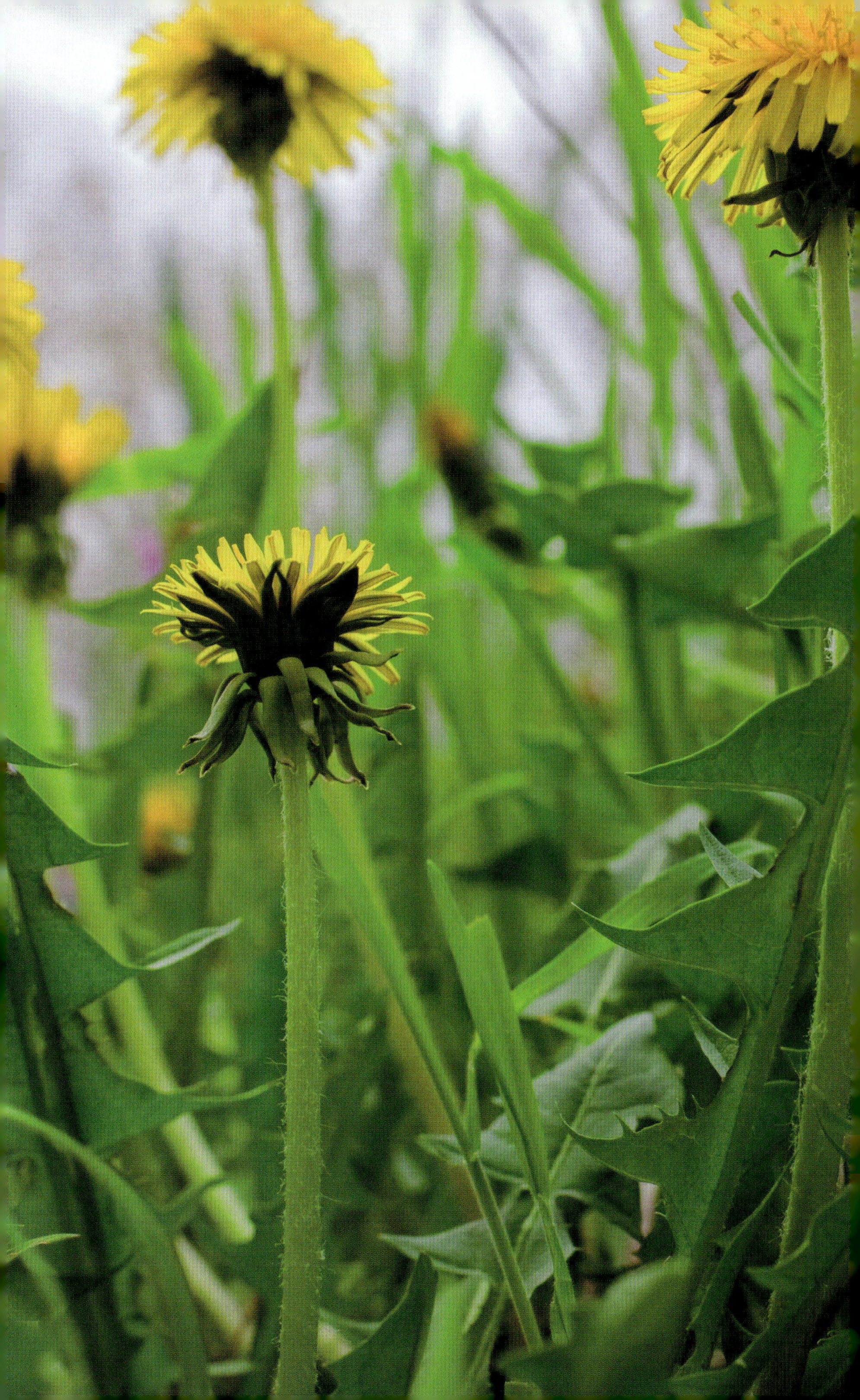

Präbiotika und Probiotika

Präbiotika sind die Nahrung der Probiotika. Ihre Hauptquelle sind Ballaststoffe. Besonders empfohlene Quellen sind Zitrusfaser, Apfelfaser, gemahlenes Leinmehl. Die besten Probiotika sind flüssig. Vergiss teure Pulver, sie sind wertlos. Mache Kefir! Nimm zumindest das flüssige Acidophilus, das man in Flaschen im Tiefkühlregal findet. Auf leeren Magen nehmen. Am besten am Morgen, dann ist die Magensäure schwach. Auch spät abends vor dem Schlafengehen.

Parasiten

Hast du eine verschleimte, vergiftete und verklebte Leber, hast du wahrscheinlich auch Parasiten. Sie leben vom toxischen Schleim. Sie lieben ihn. Sie lieben auch dein Junkfood! Sie lieben Zucker und Brot, und sie wälzen sich in den Ölen und Fetten aus deiner Nahrung, um sich zu schützen. Das Wort Parasit bezeichnet etwas, das auf deine Kosten von dir lebt. Parasiten leben von dem Essen, das du isst, und leben in dir. Sie sondern sogar ihre Exkremente in dir ab. Sie vergiften deinen Körper, einige davon essen sogar *dich*. Ihre Bandbreite reicht von einzelligen Amöben bis zu sechs Meter langen Bandwürmern. Wenn du glaubst, ich spaße nur, schau im Internet nach. Parasiten tragen zu fast jeder Krankheit bei, die du dir vorstellen kannst. Jeder nur einigermaßen gesundheitsbewusste Mensch sollte mindestens einmal pro Jahr eine Parasitenreinigung durchführen. (Ich habe eine Mischung gegen Parasiten genau für diesen Zweck kreiert. Mehr darüber findest du auf meiner Website.) Es braucht drei Monate, bis dein Körper seine Parasiten losgeworden ist, weil sie Eier legen, wenn sie sterben. Sie sind die geborenen Überlebenskünstler und tun alles, damit ihre Art in dir überlebt.

Fenchelsamen

Hilft bei der Verdauung, weil er die Absonderung von Verdauungsenzymen fördert. Gut bei Blähungen, Krämpfen, Koliken, Sodbrennen, Obstipation, Unterleibsschmerzen, Menstruationsschmerzen, Harnwegsinfekten, für die Entgiftung, bei Arthritis und Gicht.

Traganthwurzel

Adaptogen, Gefäßerweiterer. Ein äußerst nützliches Mittel bei physischer Schwäche und bei Erkrankungen mit Erschöpfung wie etwa chronischer Müdigkeit, Candida, Herpes, Überzuckerung und Entkräftung. Gut für Milz und Lungen, stärkt die „Lebensenergie". Gut, um den Nachtschweiß zu mindern und Flüssigkeit zurückzuhalten.

- Enzyme mit Protease, Bromelain. Keine Proteaseenzyme einnehmen, wenn du an inneren Blutungen leidest.
- Bierhefe (für B-Vitamine und Aminosäuren)

Aloe vera

Eine der wunderbarsten Pflanzen unseres Planeten. Sie hält sich monatelang. Wenn du sie mit einem Schnitt verletzt, heilt sie sich selbst! Aloe hat jede Menge natürlicher Steroide, Antibiotika, Aminosäuren, Mineralstoffe, Enzyme und wohl auch Sachen, die wir noch gar nicht entdeckt haben. Lege sie auf deine Haut und sie zieht hinein, geht durch deinen ganzen Körper bis ins Blut und macht sich an die Arbeit. Weil wir gerade von der Haut reden: Aloe ist ein Wundermittel für die Haut. Sie enthält viel organisches Silizium und trägt zur Stärkung der Hautzellen, der Arterienwände, der Schleimhäute und des Bindegewebes von Knorpeln und Knochen bei. Gleichzeitig heilt sie Hautkrebs, Hämorrhoiden und Krampfadern. Sie stimuliert die Lymphbewegung und enthält sogar eine aspirinartige Salizylsäure. Ein Aloe-vera-Gel wirkt gegen Pickel, Falten, trockene und schuppige Haut. Je frischer es ist, desto besser. Züchte die Pflanze selbst, schneide sie auf und creme mit dem Gel dein Gesicht und deine Haut ein. Schneide ihre Dornen ab, gib sie ganz (mit Haut und allem) in einen Mixer – etwa in einen Vitamix – und verflüssige sie beispiels-

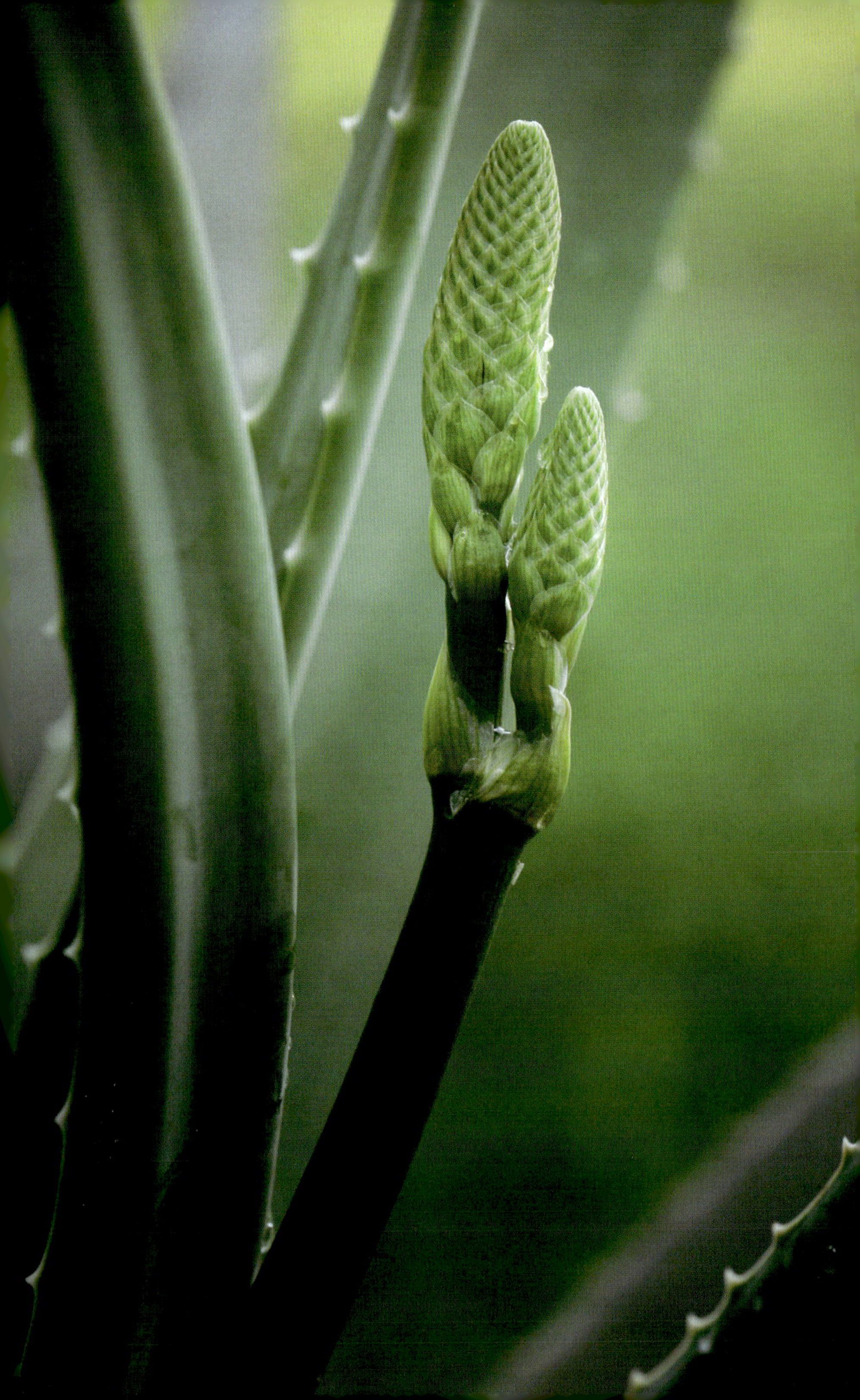

weise mit Orangensaft, damit es süßer wird. Aloe vera ist sehr bitter. Sie enthält nämlich Schwefel und wirkkräftige basische Antioxidantien, aber genau aus diesem Grund funktioniert sie auch so gut. Wenn du zu viel nimmst, bekommst du Durchfall. Aber das ist auch in Ordnung, dein Verdauungs- und Ausscheidungssystem wird von der Aloe durchgeputzt (Aloe wird auch bei Dickdarm-, Magen- und Rektalkrebs eingesetzt). Deine Haut kann nicht vor Gesundheit glänzen, wenn dein Körper voller Gifte ist. Ein sauberer Darm, eine saubere Leber und saubere Nieren bedeuten auch bessere, gesündere Haut.

Ginkgo biloba

Das Extrakt aus dem Blatt des Ginkgo-Baums bekämpft die Auswirkungen des Alters. Es verbessert die Zirkulation, sodass vermehrt Blut und Sauerstoff durch den Körper geschickt werden. Das stärkt das Gedächtnis und die geistige Wachheit. Als starkes Antioxidans schützt es die Zellen vor den Angriffen der freien Radikale, reduziert die Blutgerinnung und Blutgerinnsel, die durch die Blutstauung zu Herzkrankheiten führen können. Es bringt auch Elastizität in die vom Cholesterin verhärteten Blutgefäße. Ginkgo biloba reduziert Entzündungen der Lungen, die zu Asthmaanfällen führen können. Es stärkt die Gefäße und kehrt Impotenz um, die durch Arterienverkalkung im Penis verursacht wurde. Wird eingesetzt, um Tinnitus und Makuladegeneration zu behandeln und die Sehschärfe zu verbessern; gut für die Prävention von Schlaganfällen und bei der Regenerierung. Hundertmal wirksamer, wenn mit Cayenne gemischt. Es trägt zum Fluss der Flüssigkeiten im Körper bei, ist also gut für Nieren und Herz. Verbessert sofort sportliche Leistungen – eine gute Art, jeden Tag zu beginnen.

Aloe vera

Pau d'Arco

Die Rinde dieses südamerikanischen Baums wirkt antiviral, antibakteriell, antifungal, gegen Parasiten, entzündungshemmend, gegen Tumore und stärkt das Immunsystem. Viele der Eigenschaften von Pau d'Arco beruhen auf 18 antiseptischen Anthraquinonen und Naphtaquinonen sowie fünf Entzündungshemmern.

Echinacin

Regt das Immunsystem an. Erhöht den Spiegel des virusbekämpfenden Interferons im Körper. Echinacin regt die Schilddrüse, das Knochenmark und die Milz an, mehr Immunzellen zu produzieren. Echinacin hilft, das Blut zu reinigen und fördert die Reinigung des Lymphsystems. Deshalb ist es ein kräftiges Entgiftungsmittel, das Erreger entfernt.

Weißer Salbei

Eine sehr vielseitige und wirkungsvolle Pflanze, die bei großen wie kleinen Krankheiten schnelle Milderung bringt. Sie dient zur Umkehr von grauen Haaren und Glatzen: Einfach einen wirklich starken Tee (mehrere Stunden lang auf dem Herd, gemischt mit schwarzem Tee) zubereiten und mehrmals täglich in die Kopfhaut einmassieren. Werden junge Salbeiblätter zu Harz verkocht, bilden sie eine „schwarze Salbe", die auf Hauttumore aufgetragen wird, um Krebs zu beseitigen. Salbei ist adstringierend und expektorierend. Daher ist er sehr gut bei Infektionen der Atemwege wie etwa Bronchitis, Sinusitis, Erkältungen, Fieber, Katarrh und bei einer generellen Schwäche des Immunsystems. Er ist eine äußerst bittere Pflanze, die sich gut für die Leber eignet und Galle und Verdauungsenzyme erzeugt. Salbei ist super bei Koliken, Kolitis, Blähungen, Würmern, Menstruationsbeschwerden und sogar bei Unfruchtbarkeit. Bei

Echinacin

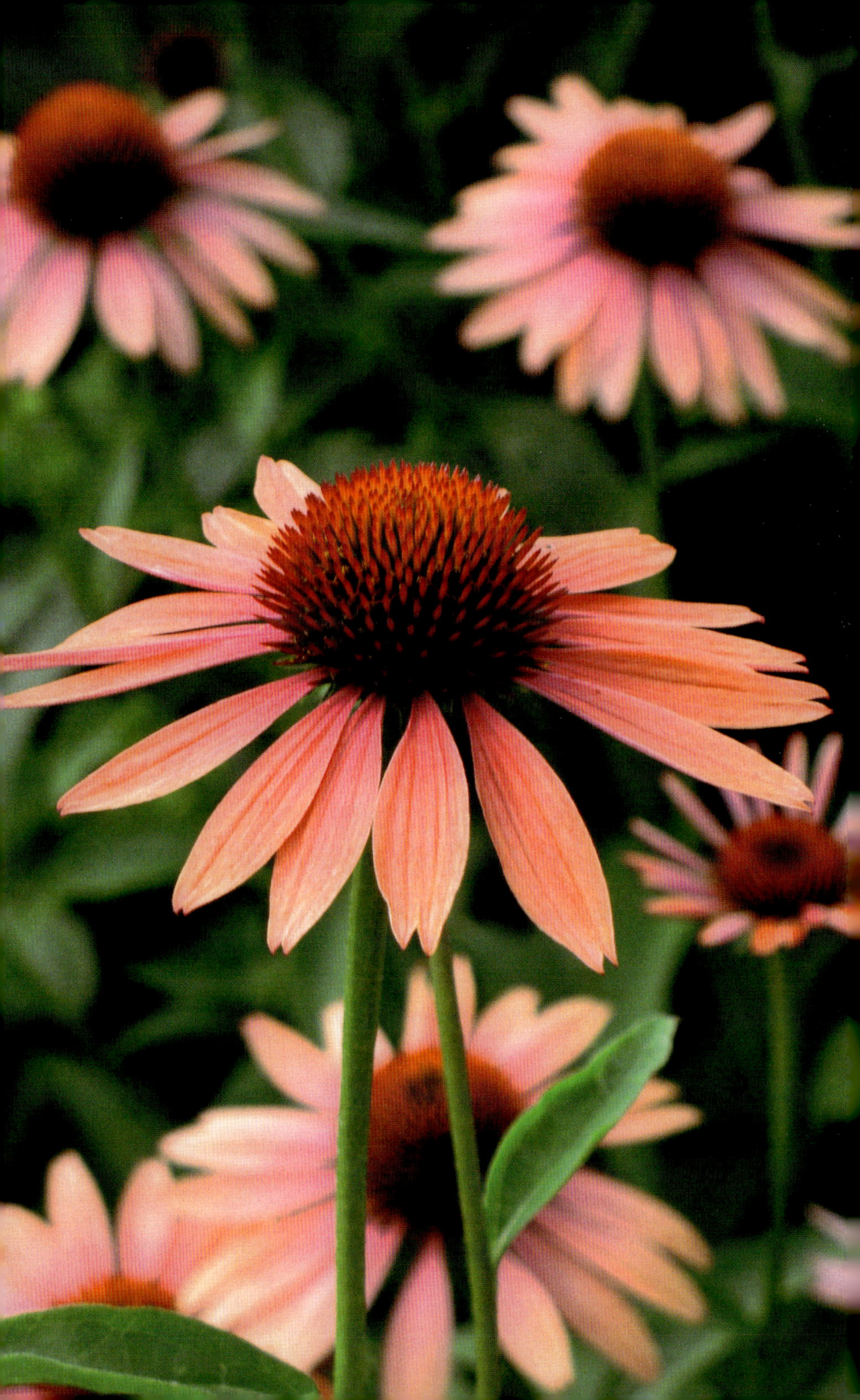

Insektenstichen oder Jucken einige Blätter im Mund mit Speichel zerkauen und auf die juckende Stelle auftragen. Seine kräftigen Antioxidantien verlangsamen den Alterungsprozess.

Acai-Beere

Gut für Verdauung und Leber. Acai ist aufgrund seiner effektiven Antioxidantien, seines hohen Gehalts an essenziellen Fettsäuren (EFA) und assimilierbarem Eiweiß ein tolles Anti-Aging-Mittel; großartig für Haut, Haare, Nägel, Gehirn, verbesserte Verdauung und Ausscheidung, positive Stimmung, geistige Klarheit, Kraft, Ausdauer, für einen ruhigen Schlaf, zur Reinigung und Entgiftung. Acai-Beeren haben praktisch das gleiche Eiweiß- und Aminosäuren-Profil wie Eier, sie werden aber vom Körper leichter aufgenommen und sind daher ideal für alle, die Eiweiß und Fette nur schwer aufnehmen.

Acai enthält mehr Phenylalanine als ein Ei. Das ist eine essenzielle Aminosäure, die für Gehirn und Verhalten wichtig ist. Acai enthält außerdem mehr Prolin als ein Ei. Prolin ist einer der Hauptbestandteile von Kollagen, also für jugendliche Haut wichtig, und weist ein besseres essenzielles Fettprofil auf als Oliven oder Olivenöl. Es enthält mehr Antioxidantien als alle anderen Beeren. Es erhöht die sexuelle Energie und Ausdauer, ist gut für die Verdauung und die Gesundheit der Leber, für einen besseren Schlaf (viele B-Vitamine), die Augengesundheit (viel Beta-Carotin). Acai ist eine hervorragende Quelle für Ellagsäure, die gegen Krebs wirkt, antibakteriell und antiviral ist und die Schwellung der Prostata verringert.

Gotu Kola

Reich an B-Vitaminen, unterstützt die Nervenleistung, verbessert den Blutfluss zum Gehirn und ist antiseptisch. Wird als Nerventonikum verwendet, als Antioxidans, um das Blut basisch zu machen, um Entzündungen zu verringern, gegen Hautkrankheiten, um die Heilung anzuregen, Cholesterin zu senken, Geschwüre zu heilen und den Blutdruck zu senken, um Gedächtnis und Langlebigkeit zu fördern, das Blut zu reinigen und als Relaxans für die Muskeln. Regelt die Darmflora.

Krauser Ampfer

Dieses Kraut ist ideal, um den Körper zu reinigen, und es kommt häufig vor. Es ist bei Verstopfung ein Laxativ, das nicht reizt (besser als Rhabarber). Es beruhigt die Därme und mildert die Entzündungen an den Darmwänden. Großartig bei Hautproblemen und Juckreiz. Kann als Tee mit Salbei gemischt und getrunken werden, auch als Badezusatz geeignet. Tee aus Krausem Ampfer verbessert die Verdauung und den Appetit. Es hilft der Leber bei ihren Aufgaben und stärkt den Dickdarm. Krauser Ampfer heilt Infektionen der Därme und behandelt Magengeschwüre. Es beruhigt die Atemwege und stärkt die Leber mit Glykosiden. Es hilft dem Körper, Nährstoffe aufzunehmen, und beseitigt Toxine über den Urin. Es heilt Gicht, Urinsteine und Blasenentzündungen. Wurde früher bei der Heilung von Geschlechtskrankheiten wie Syphilis eingesetzt, ebenso jahrhundertelang zur Heilung von Hautkrankheiten wie Ekzemen, Psoriasis, Ausschlägen, Furunkeln und Abszessen. Zieht Toxine aus Blut, Lymphe und Körpergewebe und mildert starke Monatsblutungen, Schmerzen, Fibrome und Anämie. Krauser Ampfer enthält sehr viel Eisen und hilft bei der Behandlung von Depressionen, Entzündungen, Schwellungen und vielen Hautproblemen. Willst du ein richtig heilsames Reinigungsmittel herstellen, mische Krausen Ampfer mit Klettenwurzel, Löwenzahn und auch noch ein paar Brennnesseln. Jetzt hast du ein Pulver, das wirklich säubert!

Sichelblättriges Hasenohr

Toll für Herz und Lunge, verbessert den Kreislauf und die Atmung, hilft bei Ödemen, die oft mit Blutstauung und Herzversagen einhergehen. Mildert Entzündungen, beugt Arterienplaque vor, stärkt die Blutgefäßwände, trägt zur Entgiftung der Leber bei (sogar bei Hepatitis) und erhöht die Dopaminwerte, damit du dich gut fühlst. Diese Pflanze erhöht außerdem den Spiegel an Antioxidantien, Entzündungshemmern und des Enzyms Superoxiddismutase (SOD), das das Immunsystem stärkt.

Kampfer

Mark und Rinde werden für den Kreislauf, die Nerven und gegen Schmerz, multiple Sklerose, Hepatitis und Hautprobleme eingesetzt.

Klettenwurzel

Ein beliebter, nicht-steroider Entzündungshemmer; antibakteriell, antifungal und wirksam gegen Tumore; ein starker Leberreiniger, Entgifter und Blutreiniger. Weil das Kraut das Blut so gut reinigt, ist es auch eines der großen Hautreiniger der Natur. Es scheidet Säure aus dem Blut. Ideal gegen Ekzeme und Psoriasis. Sein hoher Anteil an Mineralien und Spurenelementen ist gut für Knochen, Knorpel, Sehnen und Bänderbildung. Es enthält auch Inulin, das den Probiotika und der Darmflora als Nahrung dient.

Artischockenblattextrakt

Leberschützer und sanftes Diuretikum, stärkt den Gallenfluss, hilft beim Verdauen von Fetten und trägt dazu bei, den Darm in Bewegung zu setzen; senkt den Cholesterinspiegel und den Blutdruck; gut für Verdauung und gegen Sodbrennen.

Zwiebeln, Knoblauch und Spargel

Sie enthalten einen Stoff namens FOS (Frucht-Oligosaccharide), der die Fähigkeit der Leber zur Entgiftung verbessert. Er bekämpft Bakterien (sogar E. Coli) und bringt die Därme in Bewegung.

Grüner Spargel

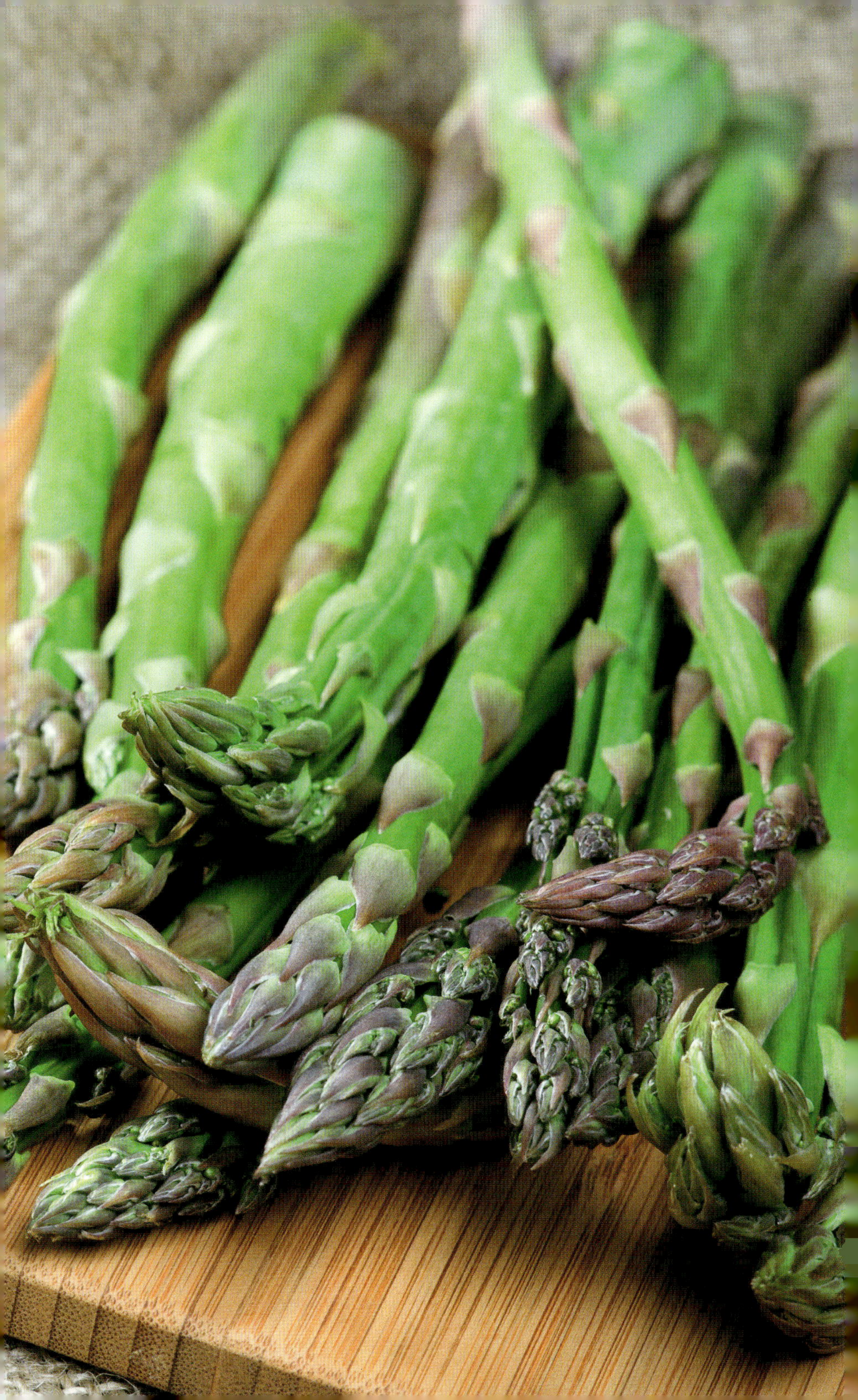

Vitamin K

Wichtig für die Leberfunktion und bei der Behandlung von Zirrhose und Gelbsucht. Es kommt vor in Seetang, dunklem Blattgemüse, Melasse, Eiern, Hafer, Gemüse aus der Gattung der Kreuzblütler. Brokkoli und Kohl helfen bei allem.

Rucola

Ist sehr basisch und neutralisiert sauren Abfall in deinem Körper. Er ist sehr bitter, weil er einen hohen Schwefelanteil hat, das macht ihn ideal für deine Leber. Gut für die Haut.

Bioflavonoide

Entzündungshemmer (so leistungsfähig wie verschreibungspflichtige Entzündungshemmer), antimikrobiell. Als Teil des Vitamin-C-Komplexes beugen Bioflavonoide Arterienverhärtung vor, sie kräftigen die Blutgefäße, mindern Abschürfungen, innere Blutungen, Blutsturz, Schwellungen, Besenreiser und Krampfadern, senken den Cholesterinspiegel, regen die Produktion von Galle an, stärken das Immunsystem und bekämpfen Infektionen und Herpes. Sie verlangsamen die Bildung von Katarakten und helfen bei der Vorbeugung von diabetischer Retinopathie. Der Körper kann diesen Stoff nicht selbst bilden, deshalb muss er über natürliche Nahrungsmittel zugeführt werden.

Kurkuma

Ein starker Entzündungshemmer (sieht wie gelber Ingwer aus), Anti-Krebs-Mittel und Antioxidans, das wirklich effektiv die Leber entgiftet, das Blut reinigt, das Gewebe regeneriert und sogar Krebs bekämpft. Nach belieben zu allem hinzugeben, was du isst..

Chaparral

Ein effektives antivirales, antibakterielles Mittel zur Behandlung von Hepatitis und anderen Lebererkrankungen.

Kalmegh

Entzündungshemmend, antiviral, antibakteriell, gegen Parasiten, bekämpft Krebs, reinigt das Blut, stärkt das Immunsystem und schützt die Leber. Wow! Das ist schon eine ganze Menge!

Jiaolugan

Chinas Unsterblichkeitskraut (siehe Beschreibung in Kapitel 11). Es ist ein natürliches entzündungshemmendes Pflanzensteroid, mit dem erfolgreich Hepatitis geheilt wird, und es schützt die Leber. Jiaolugan verringert die Belastung des Herzens. indem es ihm dabei hilft, mit weniger Mühe die gleiche Menge Blut zu pumpen.

Amla

Beste Quelle für Vitamin C. Ein kräftiges antivirales, antibakterielles, antifungales und entzündungshemmendes Mittel, das zur Leberreinigung beiträgt.

Süßholzwurzel

Ist ein natürliches Pflanzensteroid – entzündungshemmend, antiviral, antibakteriell und tumorbekämpfend –, das zum Aufbau der weißen Blutkörperchen beiträgt. Wird allgemein bei Lebererkrankungen wie Zirrhose und Hepatitis eingesetzt. Hilft beim Neuaufbau der Nebennieren. Sehr zu empfehlen!

Spaltkörbchen-Beere

Diese Heilpflanze kann ich nur empfehlen. Der Entzündungshemmer trägt zur Entgiftung und Regeneration der Leber bei. Die Beeren sind eines der besten Mittel zur Unterstützung der Nebennierenfunktion, sie mildern Entzündungen und stärken das Immunsystem. Spaltkörbchen erhöhen den Glutathionspiegel in der Leber und tragen so zu ihrer Entgiftung bei. Werden zur Beruhigung der Nerven, als Antioxidans, zur Verbesserung der Sehfähigkeit und zur Produktionssteigerung von Verdauungsenzymen verwendet. Entfernen Toxine aus dem Körper.

Picrorhiza

Entzündungshemmendes und antioxidatives Kraut, das in Indien zur Behandlung von Hepatitis und Leberkrebs eingesetzt wird.

Es klappt in beiden Richtungen: Reinige deine Haut, indem du die Leber reinigst, du kannst aber auch deiner Leber helfen, indem du deine Haut reinigst. (Duschen, Bürsten, Sonnenlicht und so weiter). Hautpflege bedeutet nicht Sonnencreme und all die Lotionen, Cremes und mit Chemikalien belastete Gele. Dringt etwas in deine Haut ein, geht es direkt in deine Leber. Lies das Etikett. Würdest du deine Hautlotion essen? Gifte wie Natriumlaurylsulfat, Phenole, Trichloräthan, Butylhydroxytoluol/Butylhydroxyanisol (BHT/BHA), Ethylendiamintetraessigsäure (EDTA), Glykole, Parabene, Nitrate, Nitrosamine, künstliche Aromastoffe, Kunstfarben, Formaldehyd und so weiter landen direkt im Blut. Du tötest deine Leber, indem du deine Haut tötest.

Bei Problemen mit dem Einschlafen hast du entweder zu spät gegessen (spätestens vier Stunden vor dem Schlafengehen solltest du nichts mehr essen) oder deiner Leber geht es nicht gut. Vielleicht hilft es, deine Leber etwas zu reinigen, indem du deine Haut unter der Dusche wäschst. Du wirst dich besser fühlen, weil du Gifte aus deinem System spülst. Du hast dann mehr Energie, aber du schläfst auch besser ein.

Papayas kurieren wegen ihres hohen Enzymspiegels eine verhärtete Leber.

Nahrungsmittel mit Lycopin: Tomaten, Wassermelonen, Kirschen Wassermelonenkerne. Püriere eine (Bio-) Wassermelone komplett – Kerne, Schale, alles – und trinke das.

13 Die Nieren

Die Nieren bearbeiten deine Körperflüssigkeiten (Blut, Urin, Schweiß, Tränenflüssigkeit, Speichel und die Flüssigkeiten der Geschlechtsorgane). Dein Körper besteht zu drei Vierteln aus Flüssigkeit, sie haben also sehr viel zu tun. Die Nieren reinigen 24 Stunden am Tag dein Blut und regeln dazu noch alle Körperflüssigkeiten. Sie regulieren Herz, sexuelle Funktionen, Verdauungssäfte, Gehirn, Gefühle und vieles mehr. Ist dein Blut toxisch, ist das schwer für die Nieren. Weil das Blut Sauerstoff und Nährstoffe in jeden Teil deines Körpers trägt und dann die Abfälle von dort abtransportiert – und all das rund um die Uhr durch deine Nieren läuft –, musst du deine Nieren und deine Blase sauber halten. Sonst ist es so, als blockiertest du eine viel befahrene Autobahn. Jedes deiner Organe ist betroffen, alles verlässt sich darauf, dass deine Nieren ordentlich funktionieren.

Die Nieren regeln den Blutdruck. Sind sie also verstopft, löst das eine Kettenreaktion bis zu deinem Herzen aus (Schlaganfall und Herzattacke). Alles ist verbunden.

Die Nieren verarbeiten Eiweiß und entfernen dessen Abfallprodukte. Die Nieren von Fleischessern sind zu 300 Prozent stärker verkalkt als die von Vegetariern. Sie versteinern im wahrsten Sinne des Wortes.

Stress und Angst sind für die Nieren und die Nebennierendrüsen sehr gefährlich. Chronischer Stress und andauernde Ängste können die Nieren schädigen. Sind die Nieren geschwächt, werden unser Willen und unsere Entschlossenheit schwach. Menschen, die unter Ängsten leiden, müssen ihre Nieren heilen. Ironischerweise ist all das Essen, mit dem sich diese Menschen belohnen, der eigentliche Verursacher ihrer Probleme! Aus meiner Erfahrung weiß ich, dass alle, die sich richtig ernähren, weniger Angst haben.

Wenn du zu viele Kohlenhydrate zu dir nimmst, zu viele Süßigkeiten und Getreideprodukte (Brot, Cerealien, Cracker, Kuchen, Kekse und so weiter), werden sie bereits kurz nachdem sie in deinen Verdauungstrakt gelangt sind, zu Zucker. Das schädigt die Nieren. Deshalb können Menschen, die nach Kohlenhydraten und Zucker süchtig sind, irgendwann überzuckert sein. Sie leiden dann unter Diabetes und müssen an ein Dialysegerät angeschlossen werden oder brauchen ein Nierentransplantat. Wird jemand an ein Dialysegerät angeschlossen, bedeutet das, dass seine Nieren das Blut nicht mehr filtern können. Das ist der Anfang vom Ende. Viele Menschen leben dann nicht mehr lange. Es sei denn, sie ändern ihren Lebensstil radikal und kehren nie mehr zurück zu den zerstörerischen modernen Essgewohnheiten (tierische Nahrung mit verzuckertem Fertigessen und chemische Getränke). Dialyse bedeutet, man befindet sich an der Grenze von Leben und Tod. Jetzt muss eine Entscheidung getroffen werden. Welche wird es sein? Leben oder Tod?

Zucker ist eines der am stärksten süchtig machenden und zerstörerischsten Elemente unseres Planeten. Zucker tötet. Er zerstört die Nieren. Er gefährdet Beziehungen. Untersuchungen haben ergeben, dass selbst die kleinste Menge Zucker das Immunsystem für Stunden lahmlegt. Der Körper versucht uns davor zu schützen, indem er Fett produziert und Schleim, aber Zucker steht in unmittelbarem Zusammenhang mit Nierenversagen, Tumoren,

Herzkrankheiten und Krebs. Krebszellen benötigen keinen Sauerstoff. Ihr Treibstoff heißt Zucker.

Ist dir dein Verlangen nach Kohlenhydraten und Zucker wirklich Krebs wert? Wie steht es mit Dickleibigkeit, grauen Haaren, Überzuckerung, Falten, Dickdarmerkrankungen, Gelenkschmerzen, Ängsten, Depressionen, Wut, PMS, hohem Blutdruck, Herzproblemen, Geschwüren, Prostataerkrankungen, Zysten, Hauttumoren, Sehproblemen, Knochen- und Zahnverfall und einer Zillion weiteren Erkrankungen?

Die Nieren verarbeiten und entfernen Milchsäure (aus den Muskeln) und Harnsäure (aus verbrauchten Zellen). Werden diese Säuren nicht effektiv abgebaut, verursachen sie Entzündungen, Arthritis und Gicht. Harnsäure ist einer der Hauptverursacher von Gelenkschmerzen. Mit anderen Worten: Arthritis weist darauf hin, dass deine Nieren nicht mehr richtig arbeiten. Du hast sie mit Eiweiß, Säure und Zucker überlastet. (Verzichte auf Fleisch, Brot, Getreide und Eiweißpulver.)

Die Nieren können ebenfalls durch eine Verstopfung in Unordnung kommen, weil giftige Abfallstoffe aus dem Darm wieder in den Körper und ins Blut gelangen. Dann versuchen die armen Nieren, den verseuchten Schleim immer wieder und wieder zu filtern – und dazu kommt noch das neue Zeug, das du jeden Tag isst, trinkst, einatmest oder sonstwie aufnimmst. Denk nur an all das Junkfood, die Haushaltsreiniger, Konservierungsstoffe, Insektizide, Plastikausdünstungen, Schwermetalle, Hormone und Steroide im Fleisch, das Chlor im Wasser – all das verschmutzt deinen Filter. Dieser ganze saure und mineralische Abfall sammelt sich in deinen Nieren, kristallisiert zu Steinen und zu mineralischer Plaque.

Wenn du tierische Nahrung (Fleisch, Käse, Milch, Butter) isst, versteinern deine Nieren. Der Körper braucht nämlich viel Kalzium, um tierische Eiweiße zu verarbeiten. Die Nieren eines Fleischessers müssen dreimal so hart arbeiten wie die eines Vegetariers. Fleisch erzeugt zudem einen hohen Nitrogenspiegel, der die Nieren leiden lässt. Tierisches Eiweiß ist nicht das einzige Problem – alles, was den Körper sauer macht (gekochtes Essen, Zucker, Softdrinks, Fertiggerichte, Chemikalien, Konservierungsstoffe, Alkohol, Zigarettenrauch, Koffein, Medikamente und so weiter), benötigt sehr viel Kalzium (das aus den Knochen geraubt wird), damit der pH-Wert des Blutes stabil bleibt. Und wohin geht das ganze verbrauchte Kalzium? Natürlich durch die Nieren. Aber die können die Massen Kalzium gar nicht mehr verarbeiten. Nierensteine bestehen im Grunde aus Kalzium mit etwas Harnsäure und ein paar Mineralien.

Nierensteine zeigen an, dass die Nieren zu versteinern beginnen. Der nächste Schritt lautet Dialyse.

Selbst wenn du ein vegetarischer Rohkostesser bist, der regelmäßig ins Fitnessstudio geht, kannst du deine Nieren schädigen.

Isst du Eiweißpulver oder viele Nüsse? Wir brauchen eigentlich viel weniger Eiweiß, als du denkst. Zu viel Eiweiß in unserem System ist eine der Hauptursachen von Krankheiten. Die Nieren müssen die Eiweiße verarbeiten und wir überlasten sie, wir verschleißen sie schnell. Nüsse und Kerne sind hochkonzentrierte Eiweiße. Da macht wenig viel aus! Sechs Mandeln sind bereits eine ausreichende Mahlzeit.

Und nicht nur das: Wenn du deine Muskeln anstrengst, erzeugen sie Harn- und Milchsäure – und nun rate mal, welcher Teil des Körpers diese Säuren filtert? Die Nieren!

In der asiatischen Medizin gelten die Nieren als Speicher der „Lebensenergie“. Sie helfen uns, aus dem Unnötigen das auszufiltern, was für unser Leben wertvoll und notwendig ist. Werden die Nieren schwach, werden wir emotionaler, ängstlicher, weinen mehr, verlieren unseren Antrieb und unsere Willenskraft. Zu viel Stress im Leben stresst die Nieren, wir werden müde und erschöpft.

Vorsicht bei dunklen Ringen unter den Augen! Das zeigt an, dass eine ernste Erkrankung am Entstehen ist. Die Nieren können das Blut nicht mehr richtig säubern.

Denke daran: Stress schädigt die Nieren. Tu, was nötig ist, um weniger Stress zu haben.

Ursachen für Nierenerkrankungen:

- verarbeitete Kohlenhydrate,
- Süßigkeiten,
- zu viel Eiweiß (Nüsse, Kerne, Eiweißpulver),
- Koffein (viel Kaffee kann zu Nierensteinen führen),
- Alkohol,
- Stress,
- zu viel Salz,
- Chemotherapie,
- ein exzessiver Lebenswandel, zu viel „Spaß“,
- Zucker und Kohlenhydrate (Überzuckerung und Diabetes sind ein gutes Anzeichen),
- Fleisch (hoher Anteil an tierischen Eiweißen),
- Fleischersatz – „strukturiertes Eiweiß“, „hydrolisiertes pflanzliches Eiweiß“,
- Glutaminsäure,
- Zigarettenrauch (Vergiftung durch Schwermetalle wie Blei und Kadmium),
- hoher Blutdruck,
- kohlensäurehaltige Getränke, besonders mit Phosphorsäure,
- Medikamente (Aspirin, nichtsteroidale Antirheumatika, Steroide, Schmerzkiller, Kortison, Laxative, Schlafmittel, Diuretika),
- EFA-Mangel, der Mangel an essenziellen Fettsäuren,
- fettiges und frittiertes Essen,
- Milchprodukte,
- Ameisensäure,
- ausgelaugte Nebennieren (chronischer Stress),
- nicht genügend Ballaststoffe,
- nicht ausreichend Wasser,
- Schlafmangel,
- Chlor im Leitungswasser.

Das kannst du tun

Verzichte auf Brot und Körner!

Also, du bist bereits Vegetarier und hältst dich für besser als Fleischesser? Tut mir leid, aber Brot, Nudeln, Cracker, Kuchen und Kekse und so weiter sind genauso schlimm. Sie sind keine Nahrungsmittel. Selbst wenn du ein überzeugter Rohköstler bist, nimmst du vermutlich immer noch dehydrierte Nahrungsmittel, Trockenobst und Zeug zu dir, das aus gemahlenen Nüssen und Kernen und jeder Menge Meersalz besteht, mit einem Süßmittel wie Agave, Honig oder Datteln. Und nun rate mal: Du tötest immer noch deine Nieren! Zucker, Zucker, Zucker. Alle gekochten oder gebackenen Nahrungsmittel aus Körnern werden in deinem Körper zu Zucker.

Das Stärkemolekül ist nicht wasserlöslich. Körner- und stärkehaltige Nahrungsmittel verursachen eine Impaktbildung in der Leber, in den Nieren und in der Gallenblase. Sie bilden Steine und führen zu Tumoren, Krebs, Hämorrhoiden, Allergien, hohem Blutdruck und so weiter. Die Ausscheidungsorgane müssen gründlich gereinigt werden, du musst auf alle Nahrungsmittel mit Körnern und Stärke verzichten.

Achtung Vegetarier!

Wusstet ihr, dass das Hähnchen- und Fleischimitat, das ihr esst, euch möglicherweise vergiftet und bei euch Krebs und Diabetes auslöst? Wusstet ihr, dass die meisten dieser Produkte MSG (Mononatriumglutamate) enthalten? Die meisten Hersteller wissen, dass wir dieses Zeug nicht wollen, aber da es als Geschmacksverstärker so gut funktioniert, haben sie einfach den Namen geändert und ein anderes Wort auf das Etikett geschrieben. Nun heißt es „strukturiertes Pflanzeneiweiß“ oder „hydrolysiertes Eiweiß“, oder „Glutaminsäure“ oder „hydrolisierter Mais“ oder „hydrolisiertes Soja“. Das Zeug ist Gift! Man bringt es mit neurologischen oder Gehirnerkrankungen in Verbindung, mit Krebs und ernsthaften Nierenerkrankungen. Es wird immer noch bei mehr Fertiggerichten verwendet, als du dir vorstellen kannst.

Achtung, wenn du eines dieser Symptome hast!

Schmerzen im unteren Rücken, mangelnde Energie, Überzuckerung, Zucker- und Kohlenhydratabhängigkeit, ausgelaugte Nebennieren, Überfunktion der Schilddrüse, Hypertonie, schlechtes Gedächtnis, Arthritis, reduzierte Gehirnleistung, trockener Mund, Allergien, Blasenentzündung, hoher Blutdruck, häufiger Gang zur Toilette, Wasserstau, Erschöpfung, Kältegefühl, Schwellungen oder Runzeln unter den Augen, schlechte Blutzirkulation (besonders in den Hüften), geringer Sexualtrieb und zu wenig Hormone, Probleme beim Einschlafen, Probleme beim Hören, Klingeln in den Ohren.

Der Magen bläht sich auf (verstimmter Magen), Füße und Knöchel schwellen an (Ödem). Urin kann dunkel werden. Die Haut ist weniger elastisch, ist verletzungsanfälliger und sieht dunkler aus. Muskeln können krampfen. Man fühlt sich schwach und atmet kurz. Bei Frauen kommt es zu starken Menstruationsblutungen und Anämie. Wenn es sich verschlimmert, setzt Übelkeit ein; wenn die Steine den Harntrakt blockieren, kommt es zu Fieber und Erbrechen. Störungen des Herzens werden offensichtlich: Hypertonie, hoher Blutdruck, Anfälle, Schlaganfall und so weiter. Verzichte auf Koffein, salzige, süße und frittierte Lebensmittel, fette Speisen, öliges Essen, Softdrinks, Milchprodukte, Fleisch, Käse, Milch, Brot, Nudeln, schwere Eiweiße, schwere Körner und Stärke. Sie bilden Schleim und verstopfen den Filter (die Nieren).

O. K., vermutlich hast du diese Liste überflogen und bei einigem kurz die Augen zugedrückt.

Soll es dir besser oder schlechter gehen?

Verzichte auf Kaffee während einer Nierenreinigung, ebenso auf grünen und schwarzen Tee.

Verzichte auf Zucker! Verzichte auf alle Süßigkeiten. Also auf Trockenobst, süßes Obst, Rosinen, Datteln, alles getrocknete und dehydrierte Essen, verdünne alle Fruchtsäfte mit mindestens 50 Prozent Wasser, und denke daran – alle Körner und alles Mehl verwandelt sich in deinem Körper in Zucker. Deshalb:

Verzichte auf Brot und Stärke, also auf Cerealien, Haferflocken, Roggen, Hirse, Nudeln, Reis, Kekse, Cracker und so weiter!

Verzichte auf Nüsse und Kerne, zumindest eine Zeit lang, während du heilst. Das heißt nicht nur für ein oder zwei Wochen. Eine ernsthafte Reinigung dauert mehrere Monate.

Verzichte auf Stress! Dein Leben hängt davon ab.

Unternimm eine Generalreinigung. Am besten ernährst du dich einen Monat lang von nichts anderem als frischgepresstem Saft und Wasser. Am zweitbesten ist es, wenn du nur noch frisches, rohes Obst mit sehr hohem Wassergehalt (kein Trockenobst) isst. Dazu kommen Unmengen Gurken, Äpfel, Apfelessig und Zitrusfrüchte.

Salz weglassen!

Fettiges, öliges Essen weglassen!

Mehr schlafen! Folge den natürlichen Zyklen und Rhythmen der Natur. Wer bis spät nachts aufbleibt und arbeitet, schädigt seine Nieren. Aufgepasst, Workaholics!

Überarbeite dich nicht! Wer alle Energie aus sich heraussaugt, schädigt die Nieren. Herhören, Workaholics!

Kaltgetränke schaden den Nieren. Halte deine Nieren (unteren Rücken) warm.

Verzichte auf alles mit Fluoriden (etwa Zahnpasta). Das ist Gift. Das kann deine DNA verändern.

Fasten

Das ist die allerbeste Medizin. Manche meinen, Fasten könne praktisch alles heilen. Dabei nimmst du keine feste Nahrung zu dir, sondern nur Wasser oder Frucht- und Gemüsesäfte (trinke nicht sofort Fruchtsäfte, sie enthalten zu viel konzentrierten Zucker). Faste für mindestens drei Tage, noch besser für eine Woche. Viele Menschen ernähren sich monatelang ausschließlich von Gemüse und grünen Säften und heilen dabei fast alles.

Fasten ist der beste Weg, um Toxine, Gifte und Abfall aus dem Körper zu treiben. Es gibt dem Körper die Möglichkeit, seine inneren Wunden zu heilen. Ohne Fasten kann sich der Körper nie tiefenreinigen. Während des Fastens stehen Krankheiten, Parasiten, Tumore, Verklumpungen mit unseren Organen im Wettbewerb um Nährstoffe, und unser Körper stellt sicher, dass die Organe gewinnen. Untersuchungen haben gezeigt, dass im Laufe eines 24-stündigen Fastens kein Eiweiß verloren geht, nur Fett und Abfall. Fasten trägt dazu bei, schlechte Stoffe loszuwerden, und fördert die Bildung neuer Zellen. Willst du ernsthaft gesund werden und das Altern aufhalten, dann faste einmal pro Woche für 24 Stunden für den Rest deines Lebens.

Ich empfehle, mittags nach dem Essen anzufangen und bis zum nächsten Mittagessen zu fasten. In unserer ganzen Geschichte spricht jede Religion von den erstaunlichen Heilwirkungen des Fastens. Lies „Heile dich selbst" und halte dich daran!

Reinige mindestens eine Woche lang Nieren und Blase, mache das ein- oder zweimal pro Jahr. Iss das Richtige und setze die richtigen Prioritäten.

Wenn du dich in einer Notsituation befindest, kann Ultraschall deine Nierensteine zertrümmern. Die Schallwellen treffen nur das Kalzium, das eigentliche Ziel. Du kannst andererseits aber deine

Steine auch natürlich auflösen, indem du Apfelessig, Zitrus- und Apfelsaft zu dir nimmst.

Morgens püriere ich im Mixer diese Mischung zur Nierenreinigung:

- 3 Orangen
- 1 Grapefruit
- 2 Zitronen
- 2 Limetten
- 2 Äpfel (grün, ohne Kerne und Stängel)
- 3–5 Esslöffel Apfelessig

Wenn du oft ins Studio gehst, hart trainierst und sehr viele Eiweiße zu dir nimmst, solltest du besser einmal deine Nieren reinigen, sonst steuerst du auf eine Katastrophe zu. Viele eifrige Bodybuilder wollen nicht warten und ihre Muskeln sofort haben, unterziehen sich zuvor aber keiner Reinigung. Du musst den Körper erst reduzieren, bevor du ihn aufbauen kannst. Es gibt keine Abkürzungen. Du musst deinen Körper reinigen. Auf jeden Fall.

Cranberrys verhindern Infektionen der Harnwege, töten Viren und Bakterien, beugen Nierensteinen vor, mildern rektale Verstimmungen, Blasenentzündungen und Zystitis.

Zitrusfrüchte enthalten 58 bekannte Verbindungen, die gegen Krebs wirken – mehr als jede andere Frucht. Zitrusfrüchte enthalten für uns notwendige Elektrolyte, machen das Blut basisch, lösen Harnsäurekristalle und sogar Nierensteine auf. Sie tragen auch dazu bei, Schleim auszuscheiden, und sind diuretisch. Du urinierst mehr.

Cranberrys

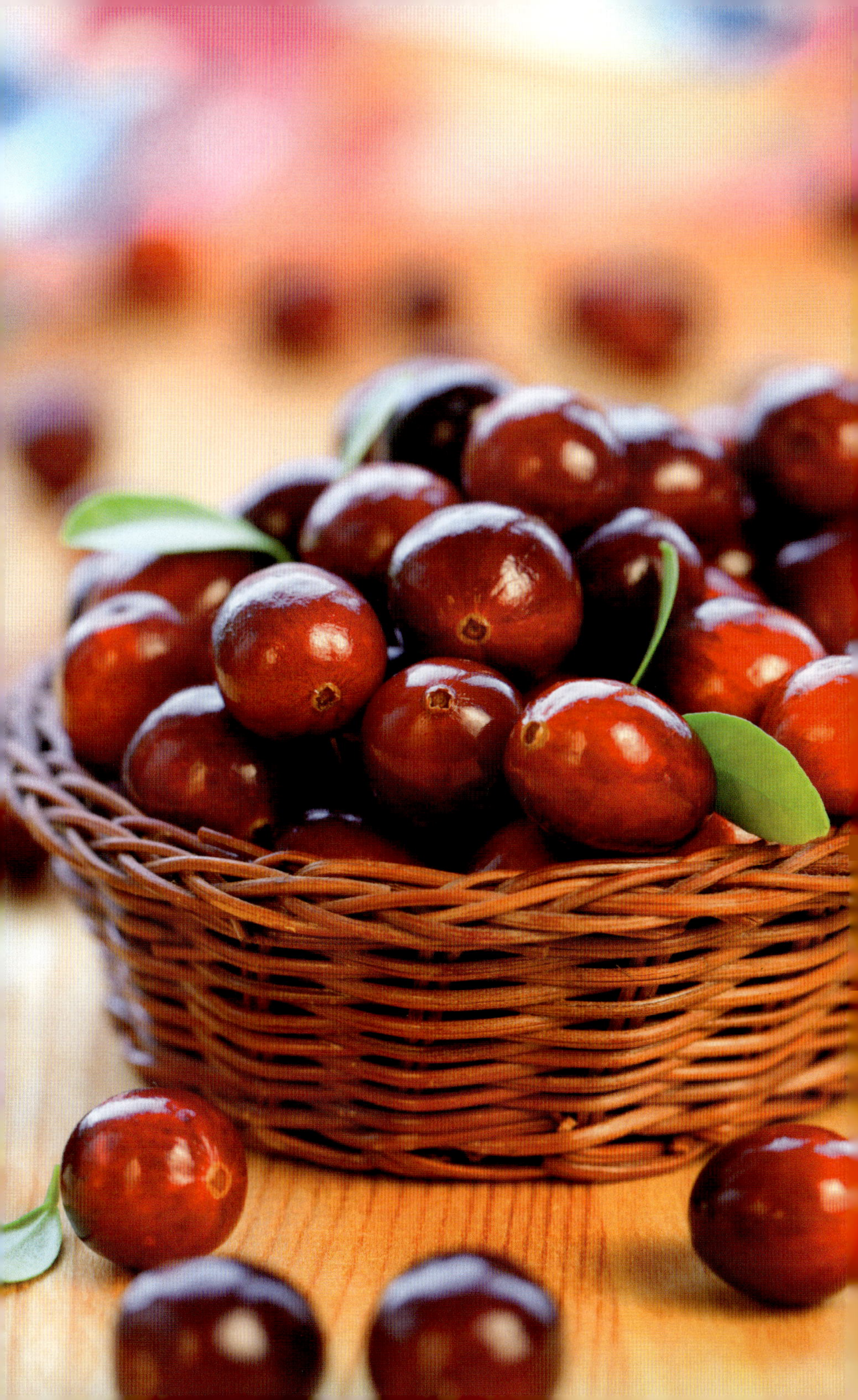

Morgens: Verarbeite einige Zitrusfrüchte (Zitrone, Limette, Orange und so weiter) mit Wasser und etwas Apfelessig zu einem Saft und gib die gleiche Menge Wasser hinzu, um den Zucker zu verdünnen.

Tagsüber: Iss und versafte viele grüne Äpfel. Je saurer, desto besser (wenn sie in dir alles zusammenziehen). Beim Saft immer die gleiche Menge Wasser hinzugießen, um den Zucker zu verdünnen. Apfelessig zugeben, um Steine aufzulösen.

Äpfel sind eine der Hauptquellen für Ballaststoffe und Pektin, die zur Reinigung deines gesamten Verdauungssystems beitragen und dabei alle Arten von Toxinen aufsaugen. Apfelpektin ist ein großartiger Entgifter. Es trägt zudem dazu bei, das kardiovaskuläre System zu reinigen, und ist gut für die Arterien und das Herz.

Gurken sind ein wirkungsvoller Nierenreiniger und enthalten zudem Enzyme, die Parasiten abtöten. Sie lassen dich Wasser ausscheiden, du spülst also deine Nieren durch und wäschst den Abfall heraus. Du verhinderst auch Völlegefühl und Wasserstau. Sie halten das Wasser in Bewegung. Gib sie zu Salaten, püriere sie (mit Schale, falls Bio) oder mache sie zu Saft. Mische ihn mit Selleriesaft. Die natürlichen Salze im Sellerie hydratisieren den Körper nämlich stärker.

Mache einen Saft aus Gurken, Karotten, Äpfeln, Sellerie, Zitrone, Kohl.

Miso-Suppe ist basisch.

Mehr Essen, das viel Wasser enthält. Das heißt, weniger dehydriertes Zeug, Energieriegel, Trockenobst, Nüsse, Kerne und so weiter. Mach dich nass, Baby!

Nimm sehr oft Schwedische Ganzkörper- oder Tiefgewebemassagen.

Shilajit/Fulvinsäure ist gut, um deinen Nieren zu helfen. Sie trägt zur Verbrennung von Urin bei und hilft bei Problemen beim Wasserlassen aufgrund einer vergrößerten Prostata oder von Nierensteinen.

Schlafe mehr und gehe früher schlafen.

Erkrankung des Zahnfleisches

Erkrankungen des Zahnfleisches führen zu Herzattacken – die Wahrscheinlichkeit, dass Menschen mit Parodontose eine Herzattacke erleiden, ist dreimal so hoch wie bei Menschen mit gesundem Zahnfleisch. Giftige Bakterien gelangen ins Blut, erreichen das Herz und vernarben die Arterien. Toxine und Entzündungen, die von Parodontosebakterien verursacht werden, gelangen ins Blut und regen die Leber an, einen Stoff namens C-Reaktives Protein (CRP) auszuscheiden. Dessen Werte sind – glaub es oder nicht – viel besser geeignet, Anfälligkeiten für Herzattacken anzuzeigen als der Cholesterinspiegel. Der Stoff führt auch zu blockierten Arterien, Blutgerinnseln, hohem Blutdruck, plötzlichen Herzattacken, verdoppelten Dickdarmkrebswerten, Alzheimer und allen Arten chronischer und ernsthafter Probleme des Immunsystems.

Lass deine CRP-Werte prüfen! Hast du empfindliches oder blutendes Zahnfleisch, geh zu einem Zahnarzt und lass es jetzt reinigen. Dann verzichte von nun an auf behandelte, gekochte, zucker- und stärkehaltige Kohlenhydrate und tierische Produkte. Spüle deinen Mund mit Wasserstoffperoxid aus und verwende so etwas wie mein Zahnpulver (Backsoda, Cayenne, Meersalz). Verwende Zahnseide. Reinige dein Blut und deine Leber durch ein ernsthaftes Fasten, durch Kräuter und eine Dickdarmreinigung. Zahnfleischbluten ist ernst. Nimm es nicht auf die leichte Schulter.

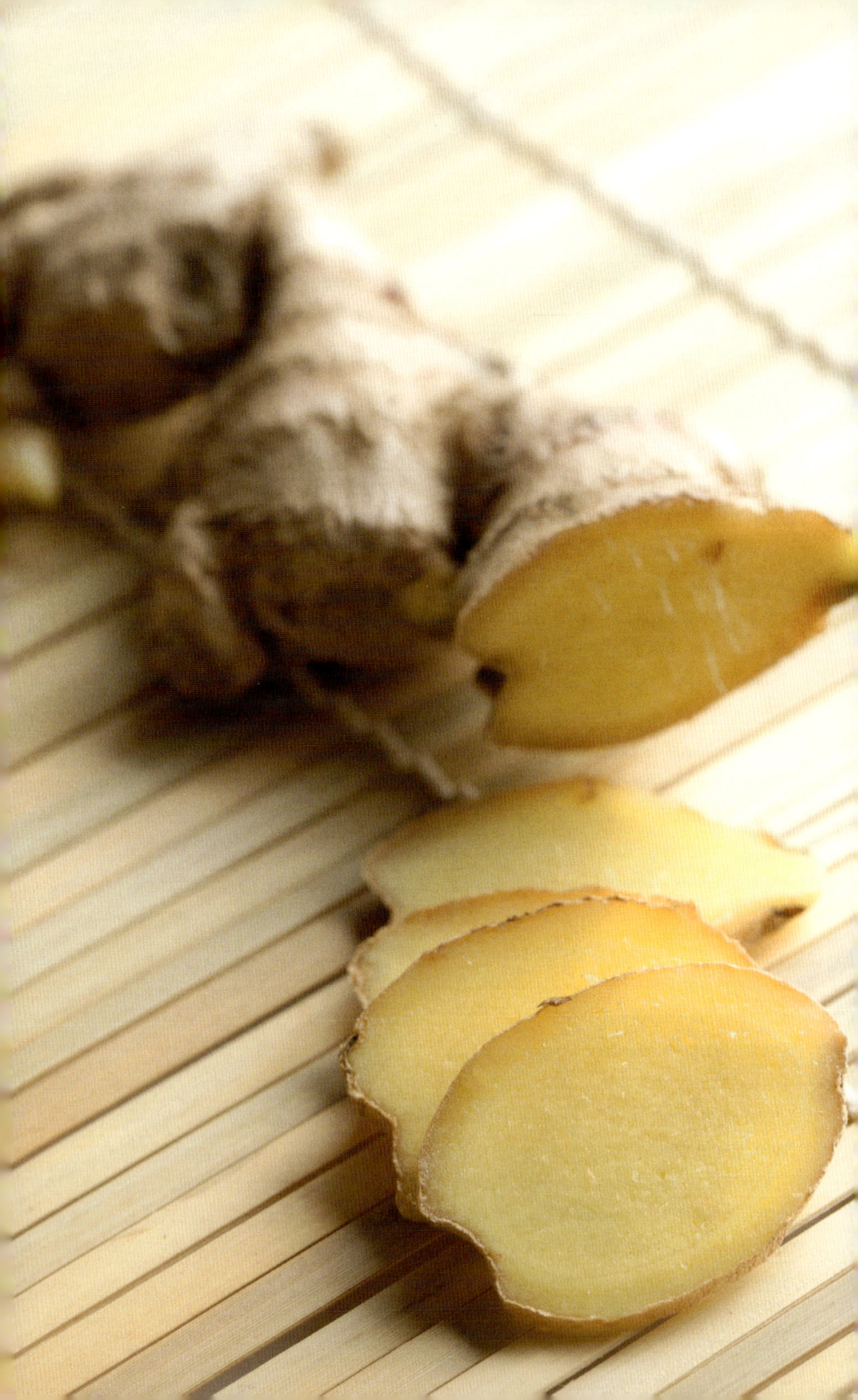

Großartige Kräuter bei Nierenproblemen:

Zimt

Zimt ist viel mehr als nur ein leckeres Gewürz. Nasche Zimt, sooft du ein Verlangen nach Süßigkeiten hast. Denn Zimt stoppt den Zuckerspiegel, der dich nervt. Er ist ein starkes Fungizid und ein Bakterienkiller, er beseitigt Hefepilze und Schimmel. Zimt trägt dazu bei, gefährliche Aflatoxine abzutöten, die in Brot und Erdnüssen vorkommen. Diese Aflatoxine werden mit Leberkrebs in Zusammenhang gebracht. Neben seiner schimmel- und pilzabtötenden Wirkung regt Zimt auch den Kreislauf an. Das Einatmen von Zimtöl hilft bei Infektionen und Erkältungen (zur Nachbehandlung Thymian). Bei Problemen mit Uterus und Menstruation nimm Zimt mit Frauenwurzel. Das mildert Krämpfe, Koliken, Stress, Ängste, Blähungen, Diarrhö, Nasenbluten, starke Menstruationsblutung sowie Körperschmerzen im Allgemeinen.

Ingwer

Sowohl frischer als auch getrockneter Ingwer haben therapeutische Eigenschaften für Verdauung, Hypertonie, Kopfschmerzen und andere Probleme. Ingwer ist der beste Hemmer von 5-LO-Enzymen, einem chemischen Verwandten von OX-2 und die einzige Nahrungsquelle für Prostatakrebszellen. Erhalten sie diese Nahrung nicht, sterben Prostatakrebszellen innerhalb von ein bis zwei Stunden ab. Damit ist Ingwer ein perfekter Schutz vor Prostatakrebs. Er hilft bei der Verdauung und gegen Blähungen, Übelkeit und Seekrankheit (das Essen bewegt sich nach unten). Gut auch bei Morgenübelkeit, Koliken, Magenverstimmung, Sodbrennen, Verdauungs- und Darmkrämpfen und sogar bei Übelkeit durch Chemotherapie. Er regt die Erzeugung von Verdauungssäften an, verbessert den Appetit, hemmt Erbrechen, mildert Schmerzen und stoppt Entzündungen.

Ingwer

Klettenwurzel

Ein beliebter Entzündungshemmer, antibakteriell, antifungal und wirksam gegen Tumore; ein Blutreiniger. Weil Klettenwurzel das Blut so gut reinigt, reinigt sie auch die Haut. Scheidet Säure aus dem Blut. Ideal gegen Ekzeme und Psoriasis. Gleicht Haut-, Hormon-, arthritische und Drüsenprobleme aus. Klettenwurzel ist ein nicht-steroider Entzündungshemmer und enthält auch Inulin, das den Probiotika und der Darmflora als Nahrung dient.

Löwenzahn

Ja, ich habe Löwenzahn bereits bei der Leber und der Langlebigkeit erwähnt, aber er hat auch für die Nieren eine super Heilkraft. Dieses Kraut, das in deinem Garten wächst, ist Gottes Geschenk an dich. Es ist besser für dich als alles in deinem Kühlschrank. Es ist ein großartiges Nahrungs- und ein super Naturheilmittel. Wird als Krebsmittel, Leberstimulans und Tonikum eingesetzt, der das Blut basisch macht, den Magensäurespiegel erhöht, den Cholesterinspiegel senkt, als Diuretikum, um das Blut zu säubern, als Lymphtonikum, um den Kreislauf zu verbessern, als mildes Laxativ und als Schmerzmittel. Löwenzahn reguliert die Darmflora und entfernt Säuren aus dem Blut.

Uva ursi

Bei Nieren- und Blasenentzündung. Enthält starke Phytochemikalien wie flüchtige Öle, Arbutin, Quercitin und Apfel- und Gallensäure. Arbutin ist stark antibakteriell und zerstört Bakterien und Pilze, die das Harnsystem infizieren.

Manzanita

Stammt aus der gleichen Pflanzenfamilie wie Uva ursi, ist aber viel wirkungsvoller. Kann Harnwegsinfekte in wenigen Stunden verschwinden lassen.

Maisbart

Maisbart ist das haarige Zeug, das Maiskolben bedeckt. Es ist ein effektives und starkes Diuretikum und extrem effektiv bei allen Erkrankungen, die mit den Nieren zusammenhängen (Blasenentzündung, Entzündungen der Harnwege und Schmerzen beim Wasserlassen). Tee aus Maisbart kann Prostataentzündungen und Herzprobleme abmildern (erinnere dich: Nieren und Herz sind verbunden). Maisbart ist eine reichhaltige Vitamin-K-Quelle. Deshalb lässt er sich gut zur Eindämmung von Blutungen einsetzen. Man erhält ihn auch als Pulver, aber frisch ist er natürlich besser. Ist es nicht erstaunlich, dass alles in der Natur einen Nutzen hat?

Labkraut

Labkraut ist ein „Unkraut“, das in feuchten oder nassen Gebieten wächst, zum Beispiel an Flussufern. Man kann exzellent das Gesicht mit ihm waschen, weil es die Haut strafft. Alle, die mit dem Alter Falten und Tränensäcke bekommen, sollten das Kraut in Betracht ziehen. Es holt durch seine diuretische Wirkung Toxine aus dem System und trägt zur Ausscheidung von Abfall bei. Labkraut verbessert auch das Lymphsystem, indem es den Abfluss von Toxinen und Abfällen unterstützt, sodass diese über die Harnwege ausgeschieden werden können. Diese Eigenschaften wirken so zusammen, dass Labkraut sich gut zur Flüssigkeitsverhaltung, bei Hautproblemen wie Ekzemen, Psoriasis, Akne und Abszessen, bei Infektionen der Harnwege, Harnstein, Arthritis und Gicht eignet. Labkraut kann bei Lymphproblemen eingesetzt werden, etwa bei Lymphatischer Verstopfung und geschwollenen Lymphdrüsen, und bei einem Blutstau in den Brüsten. Es soll sogar gegen Tumore wirken, besonders gegen solche in Haut und Brust und im Lymphsystem. Labkraut mildert und kühlt Verbrennungen, Sonnenbrand, Hautentzündungen wie Ekzeme und Akne.

Chanca piedra

Ein wunderbares Mittel aus dem peruanischen Regenwald. Es wird eingenommen, um Steine aufzulösen, bei Harnwegsinfekten, Hepatitis A, B und C, sowie für die optimale Funktion von Leber, Nieren und Blase. Es hat eine antivirale, antibakterielle, antifungale und eine Wirkung gegen Überzuckerung. Es zerkleinert sowohl Nieren- als auch Gallensteine, regt die Produktion von Galle an und beseitigt Blockaden im ganzen Körper und in den Organen. Es eliminiert Schleim, Harnsäurekristalle (wie bei Gicht) und wird zur Heilung von Malaria verwendet, bei Typhus, Erkältungen, Grippe, Verstopfung, Diarrhö und Magenschmerzen. Es kommt auch bei Darmentzündungen (Reizdarmsyndrom), Pickeln, Diabetes, Geschwüren, Prostataerkrankungen, Asthma, Fieber, Tumoren und Blasenentzündungen zum Einsatz, ferner als Diuretikum und bei schmerzenden Gelenken, Gelbsucht, Magenverstimmung, Verstopfung, Vaginitis, Viren im Fortpflanzungstrakt, schlechter Durchblutung, exzessivem Schleim, Bronchitis und Husten.

Es gilt auch als Krampflösungsmittel und Muskelrelaxans. Ideal für die Entspannung des Harntrakts. Es stillt Schmerz, stimuliert den Appetit, führt Winde aus Bauch und Darm ab sowie Würmer und andere Parasiten aus dem Darmtrakt. Es stimuliert den Menstruationsfluss. Hilft bei Wasserverhaltung, Hautunreinheiten, Verdauungs- und Menstruationsschmerzen, Husten, Diarrhö, Gonorrhö, Syphilis, Tuberkulose und Magenschmerzen. Ein deutscher Arzt fand heraus, dass Chanca piedra bei mehr als 90 Prozent seiner Patienten Gallen- und Nierensteine innerhalb von ein bis zwei Wochen ohne jede Nebenwirkung völlig beseitigte. Einige litten einige Stunden lang an Magenkrämpfen, während die Steine ausgeschieden wurden.

Nelken

Nelkenöl ist ein starkes Antiseptikum und Fungizid, das Pilze tötet und viele Viren und Parasiten bekämpft. Es wird zur Stillung von Blutungen eingesetzt, zur Hemmung von Entzündungen, gegen Schmerzen, Geschwüre, Akne, Bläschen und so weiter. Es hält auch Insekten und Mücken fern.

Gotu Kola

Wie für die Leber ist Gotu Kola auch für die Nieren großartig, weil es das Blut basisch macht und reinigt, Entzündungen reduziert. Es hilft bei Hautkrankheiten, stimuliert die Heilung, senkt den Cholesterinspiegel, heilt Geschwüre, senkt den Blutdruck, stärkt das Gedächtnis und ist ein gutes Muskelrelaxans. Es reguliert die Darmflora.

Ginseng

Das effektivste Adaptogen, direkt nach Jiaolugan. Wenn man es mehrere Monate bis zu einem Jahr lang einnimmt, wirkt es besser als in kurzfristigen Kuren. – Es hilft bei kardiovaskulären Erkrankungen wie Herzanfällen und Herzkrankheiten, senkt hohen Blutdruck, hemmt das Wachstum und die Bildung von Leberkrebszellen und stimuliert die Synthese von Eiweiß. Die Polysaccharide des Ginsengs schützen vor von Alkohol verursachten Magengeschwüren. Gut für jeden, der trotz beschädigter Magenwände Alkohol trinkt. Gleicht bei Männern und Frauen die Hormone aus. Aphrodisiakum für Männer und Frauen. Es erhöht die Anzahl der Spermien und das Gewicht der Samenvesikel und unterstützt wichtige Nebennieren- und Prostatafunktionen. Wie Viagra verstärkt Ginseng die Synthese von Stickoxid, das den Muskeltonus der Blutgefäße reguliert und damit den Blutfluss in den Penis regelt. Das führt zu verbesserter Erektion. Antioxidantien unterstützen die kardiovaskuläre Leistung.

Wirkung des Ginseng speziell bei Frauen: Hilft, die Hormone zu normalisieren, besonders jene, die vor Brustkrebs, Endometriosis und hormongesteuerten Problemen schützen. Es hat eine Wirkung wie Östrogen, weil die Ginsenozide den weiblichen Steroidhormonen auf der Schleimhaut der Vagina ähneln, verhindert also die Ausdünnung der Vaginalwand nach der Menopause und Wechseljahresbeschwerden während des Verkehrs. Ginseng hat außerdem einen ausgeprägten antioxidativen Nutzen für das kardiovaskuläre System von Frauen. Wirkt wie Insulin auf den Zuckerhaushalt, stimuliert den Zuckerabbau. Wirkt als Anti-Aging-Mittel. Therapeutische Eigenschaften bei ernsten und wiederkehrenden viralen Infekten und Syndromen wie HIV und so weiter. Regt die Aktivität von Killerzellen an. Stimuliert die RNA-Synthese in den Knochenmarkszellen, hat anti-toxische Wirkung gegen Strahlung, Schwermetalle und luftgetragene Umweltgifte. Hält die Haut länger jung und faltenfrei. Hilft gegen Depressionen und Schlaflosigkeit, verleiht Optimismus. Verbessert Gedächtnis, Konzentration, geistige Wachheit und Lernvermögen. Es hilft ebenfalls bei Alzheimer. Ginseng ist das perfekte Mittel gegen Stress.

Cholin/Inositol

Gut für eine gesunde Gehirnaktivität. Cholin ist ein Neurotransmitter, der dem Gedächtnis und beim Lernen hilft, er verlangsamt Alzheimer und neurologische Störungen, hilft bei niedrigem Cholesterin, Alkoholismus, Leber- und Nierenerkrankungen, sogar bei Krebs.

Ginkgo biloba

Das Extrakt aus dem Blatt des Ginkgobaums bekämpft die Auswirkungen des Alters. Es verbessert die Zirkulation, sodass mehr Blut und Sauerstoff durch den Körper geschickt werden. Das stärkt das Gedächtnis und die geistige Wachheit. Es schützt das Gehirn. Als starkes Antioxidans schirmt es die Zellen von den Angriffen der freien Radikale ab, reduziert die Blutgerinnung und Blutgerinnsel, die zu Herzkrankheiten mit Blutstauung führen können. Es bringt auch Elastizität in die vom Cholesterin verhärteten Blutgefäße. Es reduziert Entzündungen der Lungen, die zu Asthma-

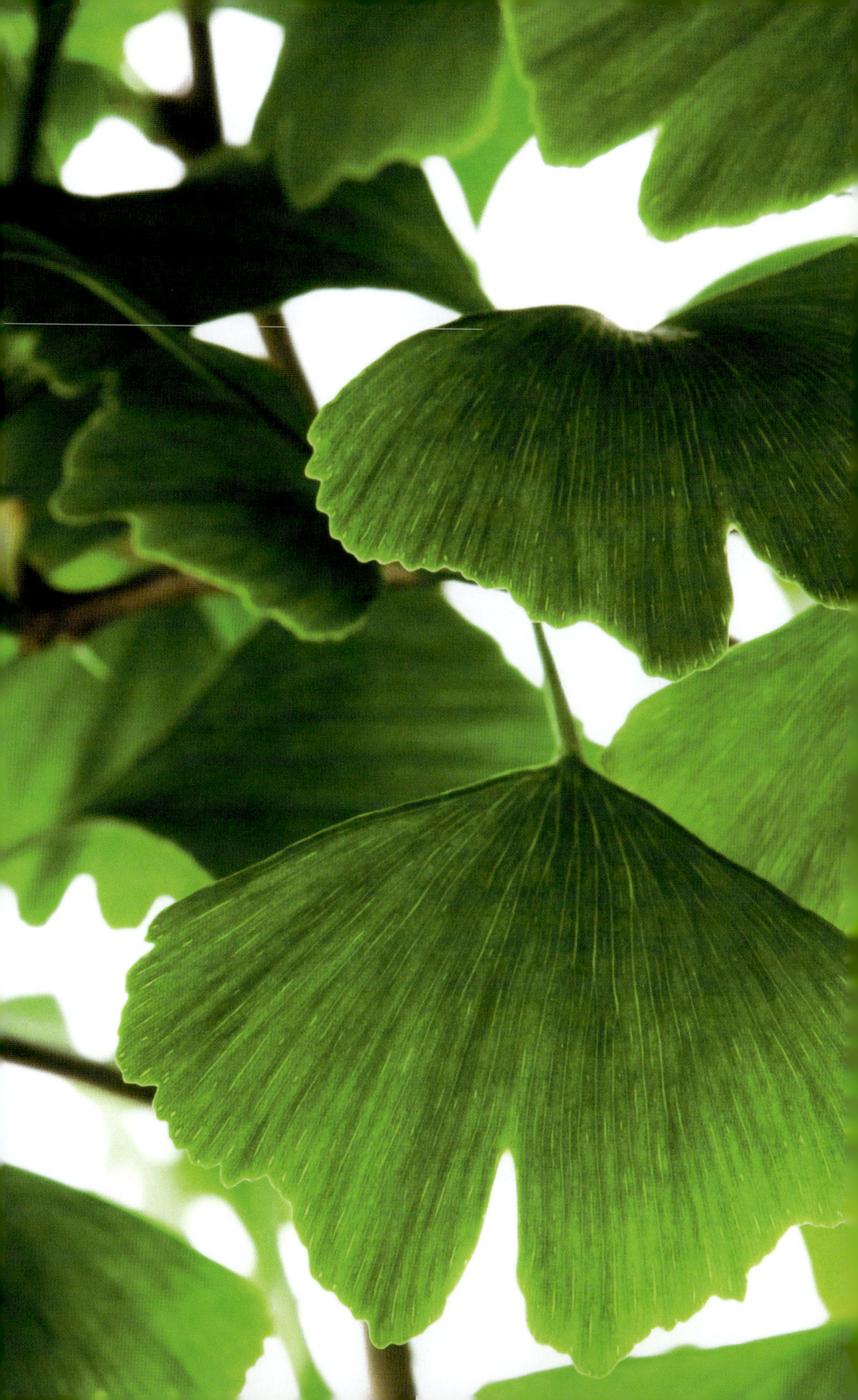

anfällen führen können. Es stärkt die Gefäße und wird eingesetzt, um den Blutfluss und das Gedächtnis zu verbessern, bei Tinnitus und Makuladegeneration, um den Glukosemetabolismus und die Augenschärfe zu verbessern. Hundertmal wirksamer, wenn mit Cayenne gemischt. Ginkgoblätter sind ideale Quellen für Eisen, Kadmium und Vitamin C. Ginkgo fördert den Flüssigkeitsfluss im Körper, besonders im Gehirn, und fördert damit das Denken (auch gut für Nieren und Herz). Verbessert sofort sportliche Leistungen – eine gute Art, jeden Tag zu beginnen.

Süßholzwurzel

Ein natürliches Pflanzensteroid, entzündungshemmend, antiviral, antibakteriell, es hilft gegen Tumore und stimuliert das Immunsystem durch ein Anheben des Interferonspiegels. Viele Phytoöstrogene. Gut für die Arbeit der Nebennieren und zur Behandlung von Entzündungen.

Echinacin

Regt das Immunsystem an. Erhöht den Spiegel des virenbekämpfenden Interferons im Körper. Echinacin regt Schilddrüse, Knochenmark und Milz an, mehr Immunzellen zu produzieren. Echinacin hilft bei der Blutreinigung und fördert die Reinigung des Lymphsystems. Mit anderen Worten: Es ist ein starkes Entgiftungsmittel für den Organismus.

Wegerich

Das ist eine sehr weit verbreitete Wildpflanze mit grünen Blättern, die als Wundheiler und als „Körperreiniger“ bei fast allen Giftbelastungen beliebt ist. Sie hilft bei Verstopfung und Hautkrankheiten, Fieber, Infektionen und bei Problemen der Atem-, Harn- und Verdauungswege und der Prostata. Sie schützt Schleimhäute vor Entzündung und beruhigt gleichzeitig Muskelkontraktionen, beispielsweise bei Asthma, Koliken oder Magenschmerzen. Die im Wegerich vorhandenen Tannine sind adstringierend (sie ziehen

Gewebe zusammen); das erklärt, warum das Kraut konventionell bei Tuberkulose, bei Blutungen in Magen und Därmen, bei Bluterbrechen, Diarrhö und Kolitis oder bei Dickdarmentzündung eingesetzt wird. Das Kraut hilft auch bei zu starkem Blutfluss während der Menstruation. Es bereinigt Magen- und Darminfektionen, Gastritis, Magen- und Zwölffingerdarmgeschwüre, blutigen Durchfall, Reizmagen, Infektionen der Harnwege, Zystitis, Prostasis und bei Urethritis oder Infektionen der Harnröhre. Es enthält alle 18 Aminosäuren. Wird als schmerzstillendes, entzündungshemmendes und lymphatisches Tonikum benutzt. Wegerich ist eine erstaunliche Pflanze. Vielleicht wächst sie sogar vor deiner Haustür. Gerade jetzt! Sie kostet nichts!

Triphala

Triphala ist ein Sanskritwort und bedeutet: „drei Früchte“. Die Inhaltsstoffe von Triphala sind Amalaki (Emblica officinalis), Bhibitaki (Terminalia chebula) und Haritaki (Terminalia bellirica). Es nährt Augen und Haut, reguliert die Darmbewegung, reinigt den Körper, entfernt gefährliche Toxine und überschüssige Fette aus dem Körper, reinigt das Blut, stärkt die Haarwurzeln, Haarfarbe und -struktur. Es stärkt und nährt Lungen und Atemwege, indem es Schleim aus den Lungen entfernt. Es trägt zur Gesundheit der Fortpflanzungsorgane bei, weil es den Zyklus reguliert, und stärkt bei Männern und Frauen die Fruchtbarkeit. Es trägt zur Erhaltung einer schönen Haut bei, da es als ein Entgifter funktioniert und die Bildung von frischem Gewebe unterstützt. Es wirkt gegen Herzkrankheiten und reguliert den Blutdruck mit. Triphala ist bei der Genesung von Erkrankungen wie Arteriosklerose äußerst hilfreich, weil es die Cholesterinbildung in den Arterien einschränkt. Eine kürzlich durchgeführte wissenschaftliche Untersuchung behauptet, dass Triphala krebsbekämpfende Eigenschaften aufweist und das Tumorrisiko senkt. Es ist nützlich bei verschiedenen Augenerkrankungen wie Katarakten, Glaukom, fortschreitender Kurzsichtigkeit und Konjunktivitis.

Wacholderbeeren

Werden zur Stärkung des Sehnervs eingesetzt, verbessern die Nachtsicht, senken den Blutzucker bei Diabetes und stärken die Drüsen der Nebennieren (das beugt durch Stress verursachten Sehproblemen vor). Vitamin C, Bioflavonoide und Schwefel in Wacholderbeeren wirken vermutlich gegen Makuladegeneration und diabetische Retinopathie, indem sie die Blutgefäße im Auge stärken. Gallotannine, die in Wacholderbeeren enthalten sind, sind starke Antioxidantien zur Bekämpfung freier Radikale. Stärken Nerven, tragen zur Östrogenregulierung bei, antifungal, verbessern die Aufnahme von Nährstoffen. Wacholderbeeren enthalten eine Verbindung, die in Struktur und Funktion dem Insulin ähnelt. Verbessern die Funktion des Pankreas. Stärken Nerven, Blutgefäße und Nebennierendrüsen. Entfernen Harnsäure bei Alloxandiabetes. Werden als Antiseptikum eingesetzt (enthält den gleichen aktiven Bestandteil wie Teebaumöl und die antivirale Verbindung Gallotannin), als Antioxidans, um Säuren und Toxine aus dem Blut zu entfernen, als Tonikum für Nerven, Pankreas und Nebennieren, zur Behandlung von Diabetes, als Diuretikum.

Rinde des afrikanischen Stinkholzes

Effektive Behandlung bei Prostataproblemen, stellt sexuelle Funktionen wieder her und lässt die Haare wieder wachsen, weil es Beta-Sitosterol enthält, das Dihydrotestosteron (DHT) blockiert.

Bockshornklee

Senkt den Blutzucker. Wird zur Behandlung von Haarausfall, Krebs, Cholesterin, Diabetes, Pilzinfektionen und Magengeschwüren eingesetzt. Der Samen des Bockshornklees ist ein sehr guter Zuckerersatz und schmeckt etwa wie Ahornsirup, reduziert aber Plasmaglukose und Insulinreaktionen bei nicht-insulinabhängiger Diabetes.

Borretsch

Borretsch regt die Nebennieren an und verleiht Menschen ein Glücksgefühl, Mut und Zuversicht und verringert gleichzeitig Depressionen. Der hohe Anteil an Schleim macht ihn zum großartigen Mittel bei Störungen von Atem- und Verdauungssystem, wie etwa einem Reizmagen. Das Öl aus Borretschsamen ist ein starkes Diuretikum und hilft dem Körper beim Entgiften durch Urin und Haut (Nieren). Borretschtee wird bei Hautproblemen wie Ausschlägen, Arthritis und Rheuma eingesetzt. Die beruhigende Wohlfühl-Wirkung reduziert Herzrasen, die Anregung der Nebennieren hilft Frauen in den Wechseljahren bei der hormonellen Umstellung.

Himbeere

Eine Wunderpflanze, die vielseitig einsetzbar ist. Sie ist ein Adstringens, ein Stimulans, sie bekämpft Krebs, tötet Parasiten, hilft gegen Diarrhö. Himbeerblätter fahren die Schleimhäute des ganzen Körpers hoch, auch die der Nieren und des gesamten Harntrakts. Himbeerblätter werden häufig zur Milderung von Geburtswehen eingesetzt. Du kannst einen tollen Tee daraus machen.

Seetang

Dieses Zeug ist so wichtig, dass ich ihm nicht nur einen Abschnitt im Kapitel über die Nieren widmen will, sondern ein eigenes Kapitel.

Kräuter, die Nierensteine auflösen:
Chanca piedra, Hortensie und Wasserdost.

14 Das Wunder aus dem Meer

Wenn ich in diesem Buch ein einziges Nahrungsmittel darstellen dürfte, dann wäre das Seetang. Nichts ist stärker, wenn es darum geht, deine Haut, deine Haare und deine allgemeine Gesundheit zu stärken, als dieses magische Geschenk des Meeres. Seetang ist eine Wundernahrung. Gramm für Gramm enthält er mehr Vitamine und Mineralstoffe als irgendeine andere Nahrungsquelle auf unserem Planeten. Er ist eine der reichhaltigsten Quellen für Eiweiß und liefert das ganze Spektrum an Beta-Karotin, Enzymen, Aminosäuren, Ballaststoffen und Octacosanol (für die Beatmung des Gewebes).

Die Mineralstoffe im Seetang entsprechen denen im Blut. Er ist besonders reich an Kalzium, Phosphor, Kalium, Eisen, Jod und anderen Spurenelementen. Reich an Vitamin A, B, C, E! Er ist eine bessere Kalziumquelle als Milch und enthält viel Kalium. Er enthält zehn- bis zwanzigmal so viele Mineralstoffe wie Landpflanzen. Frauen – braucht ihr Eisen? Seetang! Brauchst du Jod für deine Schilddrüse? Seetang! Brauchst du Eiweiß? Seetang! Möchtest du, dass deine Haare wild wuchern? Seetang! Strahlenvergiftung? Seetang!

Seetang bindet Schwermetalle (etwa Quecksilber) und scheidet sie aus unserem Körper, ebenso Strahlung. Er enthält zehnmal mehr Eisen als Spinat und lässt das Haar wild wachsen – er lässt sogar graue Haare wieder dunkel werden (wenn die Ernährung stimmt). Ich mische jetzt immer Tang in meine Smoothies. Mit Ananas erhalte ich einen tollen natürlichen Zucker/Salz-Geschmack.

Seetang nährt das endokrine System, besonders die Schilddrüse und die Drüsen der Nebennieren. Er enthält Jod, damit die Schilddrüse ordentlich funktioniert. Seetang – darunter Arame, Dulse, Hijiki, Kelp, Kombu, Nori, Meerespalme und Wakame – ist ein Nahrungsmittel mit höchstem Nährwert. Tange sind reichhaltige Quellen für Eiweiße, Kohlenhydrate, Antioxidantien, Mineralstoffe und Vitamine, vor allem für die heilenden Karotine. Sie machen den Körper basisch und können statt Salz oder anderer Gewürze verwendet werden. Seegemüse ist Hauptbestandteil jeder Jodtherapie bei einer Vielzahl von Erkrankungen. Sein salziger Geschmack kommt nicht nur vom Salz, sondern aus einer ausgewogenen Mischung von Natrium, Kalium, Kalzium, Magnesium, Phosphor, Eisen und Spurenelementen.

Seetang hilft, uns zu remineralisieren. Es verwandelt anorganische Mineralien des Meeres in organische Mineralstoffe, die sich mit Aminosäuren verbinden. Unsere Körper nutzen diese Verbindung als ideale Möglichkeit, nützliche Nährstoffe zum Bau von Gewebe zu erhalten. Tatsächlich enthält Seetang alle lebensnotwendigen Spurenelemente, viele davon kommen im Erdboden nicht mehr vor. Die gleichen 56 Elemente, die sich im Meerwasser finden, kreisen auch durch unsere Adern. Die chemische Zusammensetzung von Seetang ähnelt dem menschlichen Plasma so außerordentlich, dass der größte Nutzen des Seetangs vielleicht in unserem inneren Ausgleich liegt. Seine starken antioxidativen Eigenschaften machen ihn zum idealen Giftfänger bei der Entgiftung. Er stärkt gegen Krankheiten und baut überschüssige Flüssigkeits- und Fettlager ab.

Seetang ist ein effektives Heilmittel. Er hat entzündungshemmende, antimikrobische, antifungale Wirkung und bekämpft Krebs. Das Algin des Seetangs ist das Element, das hauptsächlich für den Erfolg der Seepflanze bei der Heilung von Fettleibigkeit, Asthma und Arteriosklerose verantwortlich ist. Algin absorbiert Toxine aus unserem Verdauungstrakt, wie ein Kalklösemittel die Härte aus dem Leitungswasser nimmt. Durch diese Tätigkeit des Algins gelangen weniger Gifte ins Blut. Seepflanzen sind die nährstoffreichsten Pflanzen unseres Planeten.

Sie bieten uns alle Nährstoffe des Meeres. Ihr Mineralhaushalt ist ein natürlicher Stabilisator für eine gesunde Nervenstruktur und einen guten Metabolismus. Das Jod der Meerespflanzen trägt beispielsweise zur Kontrolle und Prävention von Drüsenerkrankungen wie Brust- und Gebärmutterfibrom bei, hilft gegen Prostataentzündung und ausgelaugte Nebennieren. Meerespflanzen können Schwermetalle und Strahlung aufnehmen und sie in harmlose Salze umwandeln, die unser Körper auszuscheiden vermag. Das natürliche Jod in Meerespflanzen kann das radioaktive Jod 131, das die Schilddrüse aufnimmt, um mindestens 80 Prozent reduzieren.

Seetangextrakt stärkt das Immunsystem, indem es die weißen Blutkörperchen der Lymphknoten, der Milz, der Thymusdrüse und der Mandeln stimuliert. Meerespflanzen entfalten eine starke antioxidative und krebsbekämpfende Wirkung. Einige Fachleute nehmen an, dass sie stärker wirken als die herkömmlichen Medikamente gegen Brust- und Prostatakrebs. Von über 47 Arten weiß man, dass sie gegen Krebs wirken. Insbesondere Aonori enthält Oligosaccharide, die möglicherweise die Replikation von Krebszellen aufhalten. Ein erhöhtes Brustkrebsrisiko hängt eindeutig mit Jodmangel und einer Schilddrüsenüberfunktion zusammen. Frauen mit geringen Jod-Werten leiden oft auch an Hyperplasie

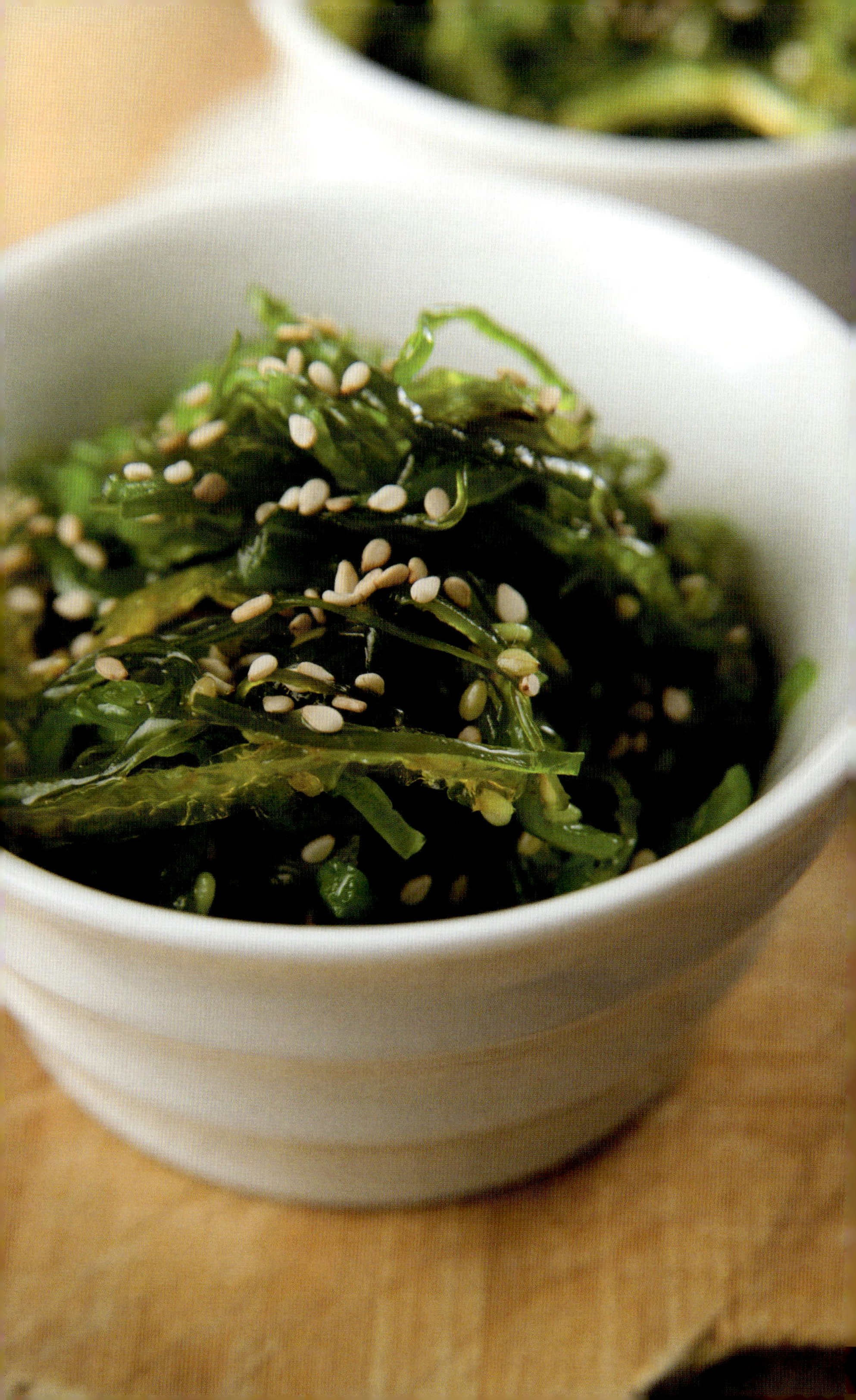

des Gebärmutterhalses und Brustfibromen. In klinischen Testreihen konnten Läsionen durch Hyperplasie durch Meerespflanzen behoben werden. Sie reduzieren sowohl Brust- wie Gebärmutterfibrome durch ihre bedeutende entzündungshemmende und narbenauflösende Wirkung. Der Hämoglobinwert steigt deutlich an, arthritische Erkrankungen bessern sich, die Haarfarbe und -qualität verbessern sich, Fingernägel wachsen stärker, die Hautoberfläche wird besser, die Stärke der Kapillaren nimmt zu, Augenkrankheiten bessern sich, besonders bei Augenrötungen oder -entzündungen, Verstopfung wird verringert und das Wohlgefühl verbessert, Schwangerschaftsstreifen werden abgebaut und die Haut verheilt danach besser.

Der hohe Gehalt an Mineralstoffen, besonders an Selen, baut eine Immunität gegen Candida auf. Enzyme nutzen die Mengen an Jod im Seetang, um mit Jod geladene freie Radikale zu erzeugen, die Hefepilze beseitigen. Seetang wirkt chronischer Müdigkeit entgegen, HIV, Arthritis, Allergien, Vaginalinfektionen, niedrigem Blutdruck, Cholesterin und Herpes.

Seetang ist eine reichhaltige Quelle für die fettlöslichen Vitamine D und K, die bei der Erzeugung von Steroidhormonen wie Östrogen und DHEA in den Nebennieren mitwirken. Das ist in den Wechseljahren besonders wichtig. Denn die Nebennieren spielen eine große Rolle bei der Stützung der Hormonproduktion, wenn die Östrogenproduktion sich verringert. Vor allem das Vitamin K im Seetang stärkt die Tätigkeit der Nebennieren. Das heißt, du kannst deine weiblichen Hormone für ein jüngeres Aussehen ausgeglichen halten, wenn du Seetang isst.

Seetang gibt deiner Haut Mineralsalze zurück, die ihr Stress und Umweltbelastungen geraubt haben. Die Hautzellen können Flüssigkeit besser speichern, wenn sie diese Mineralsalze aufnehmen. Das macht die Haut dehnbarer. Indem sie Flüssigkeit speichert, glättet die Haut ihre Falten und Fältchen. Aminosäuren, Mineralien und Vitamine ernähren die Haut. Manche Seetangarten enthalten Moleküle, die Kollagen gleichen.

Kelp

Die Qualität seines Eiweißes ist vergleichbar mit tierischem Eiweiß. Kelp ist ein Blutreiniger, erleichtert Arthritis und unterstützt die Nebennieren sowie die Gesundheit von Hypophyse und Schilddrüse. Das Jod von Kelp hilft sowohl bei Schilddrüsenerkrankungen als auch bei Fettleibigkeit und Verstopfung des Lymphsystems.

Kombu

Wirkt abschwellend bei einem Schleimüberschuss, senkt den Blutdruck. Enthält den starken Hautheilungsnährstoff Germanium. Ein hoher Eiweißgehalt, enthält mehr natürliche Salze als die meisten anderen Tange.

Nori

Enthält 50 Prozent Eiweiß (mehr als in jeder anderen Meerespflanze), das wir zu 70 Prozent aufnehmen können – ungewöhnlich hoch bei einem Gemüse.

Arame

Eine der reichhaltigsten Meeresquellen für Jod. Verringert Brust- und Gebärmutterfibrome; durch seine fettlöslichen Vitamine und Phytohormone normalisiert es Wechseljahrsymptome. Arame fördert weiche, faltenfreie Haut, verstärkt den Glanz des Haares und beugt Haarausfall vor.

Es gibt noch zahlreiche weitere Tangarten. Es kommt nicht darauf an, welche du nimmst. So ziemlich jeder Seetang hat die gleichen wunderbaren Eigenschaften.

Seetange sind großartige Snacks auf Reisen.

15 Der Dickdarm

Beim Dickdarm dreht sich alles ums Loslassen. Menschen mit Dickdarmproblemen können nicht loslassen. Sie halten an Trauer und an Gefühlen fest, die sie gefangen halten. Eine der faszinierendsten und gleichzeitig bizarrsten Erfahrungen, die ich je gemacht habe, war, dass ein Einlauf (eine Dickdarmreinigung) sofort eine Verstopfung der Nebenhöhlen und einen Druck im Kopf beseitigte. Und das innerhalb von Sekunden! Auf diese Weise habe ich gelernt, dass der Dickdarm mit den Nebenhöhlen in Verbindung steht, und diese wiederum mit den Lungen. Je mehr ich erfuhr und lernte, desto verblüffter war ich darüber, wie alles miteinander verbunden ist. Und je verbundener alles in meinem Universum wurde, desto mehr erkannte ich den großartigen Entwurf – wie perfekt das alles ist. Je mehr ich verstand, dass alles im Universum wohldurchdacht ist, desto weniger Angst hatte ich. Ein umfassendes Gefühl von Frieden, Liebe und Wertschätzung ließ meine Ängste verfliegen. Und um dieses tiefgreifende Erwachen geht es unter der Überschrift „Der Dickdarm". Selbst der Müllmann hat eine wichtige Position im Universum. Ohne ihn lebten wir in einem riesigen Misthaufen.

Egal, wer ihr seid, irgendwann müsst ihr euch damit auseinandersetzen. Je früher, desto besser.

Der Dickdarm ist wohl die bedeutendste Kategorie von allen. Es ist irgendwie auch die peinlichste, deshalb vermeiden wir es, uns damit zu beschäftigen. Deshalb ist der Dickdarm oft unser größtes Problem. Er hängt mit allen Krankheiten zusammen. Jede Kette ist nur so stark wie ihr schwächstes Glied, und am Darmtrakt setzt der Verfall der meisten Menschen an.

Dickdarmkrebs tötet mehr Menschen als Brust- oder Prostatakrebs und viermal mehr Menschen als Aids. Über die Hälfte aller Amerikaner hat Polypen im Dickdarm.

Das Darmsystem ist nicht nur ein Schlauch zum Ableiten von Müll – es ist der Ort, an dem die Nährstoffe aus der Nahrung gezogen und über die Leber in unser Blut gebracht werden. Wenn wir ungesundes, behandeltes, gekochtes Fertigfutter essen, hat es nur einen begrenzten Nährwert. Es ist aber sauer für den Körper. Zu seinem Schutz überzieht er deshalb das Essen mit Schleim. Das Zeug verkleistert unsere Gedärme und bildet eine harte, schleimige Plaque, die uns daran hindert, Nährstoffe in den Körper aufzunehmen. Wir essen und essen, werden fett und verhungern dennoch (oder bleiben mager und sind nicht fähig, Nährstoffe aufzunehmen). Parasiten und Bakterien schwelgen in dem angesammelten Abfall und unser Körper stirbt allmählich. Wir müssen Großreinemachen und von vorn beginnen.

Eine Darmreinigung kann Herzprobleme, Atemprobleme, Diabetes, Hormon-, Fruchtbarkeits- und Impotenzprobleme, Probleme von Leber und Cholesterin, Energieprobleme, Erkrankungen von Harntrakt und Prostata, Verdauungsprobleme, Schmerzen im unteren Rücken und Nervenprobleme heilen helfen – ach was! Eigentlich jedes Problem, das wir uns nur vorstellen können. Alles ist verbunden. Funktioniert der Dickdarm nicht mehr richtig, dann stellt alles nach und nach die Arbeit ein.

Zu Beginn des 20. Jahrhunderts kurierte ein Arzt namens Tilden die Menschen von der tödlichen Lungenentzündung, indem er ihnen Darmspülungen, Einläufe und gesundes Essen verabreichte. Er verlor keinen einzigen Patienten. Keine Medikamente. Nur Wasser in den Hintern. Eine Wunderheilung, oder?

Ein weiteres ernstes Problem hängt mit unseren Emotionen zusammen. Dickdarm und Gedärm haben mit Aufnehmen und Loslassen zu tun. In dem Augenblick, in dem du das liest, hast du vielleicht gerade ein Problem damit, eine Tatsache in deinem Leben anzunehmen. Du hältst an etwas Schmerzhaftem fest, das dich auffrisst, das du aber einfach nicht loslassen kannst. Die Leute raten dir loszulassen, aber du kannst nicht. Du kannst physisch alles richtig machen und doch vermag dich deine blockierte emotionale Energie zu töten, wenn du nicht loslässt. Ich weiß das. Ich habe das selbst auch alles erlebt. Und ich weiß sehr genau, wie schwer es manchmal ist, etwas loszulassen – besonders etwas, was wir lieben.

Solange du noch mit dem emotionalen Stress beschäftigt bist, solltest du bereits anfangen, deinen Körper zumindest physisch zu reinigen. Irgendwo müssen wir beginnen, und das gibt dir zumindest die Chance, später genug Kraft für die Bewältigung der anderen Probleme zu haben. Du musst erst einmal am Leben bleiben. Bei der Heilung geht es um Reinigung, sowohl physisch als auch emotional.

Die wahre Ursache für viele Erkrankungen ist, dass wir uns ganz langsam vergiften, weil unser Abfall im Körper bleibt. Dazu kommen noch all die chemischen und synthetischen Gifte, die wir jeden Tag aus der Luft, dem Wasser, den Nahrungsmittelnen et cetera aufnehmen. All das geht durch die Leber und gelangt zum Schluss wieder in den Dickdarm, der so verstopft ist, dass wir das Gift nicht ausscheiden können, sondern wieder in unseren Körper aufnehmen. Fast jede Verfallserscheinung und jedes Problem unseres Körpers und Bewusstseins (selbst unserer Gefühle) haben mit unserem blockierten Dickdarm zu tun. Was dir nur einfällt – alles von Herzkrankheiten und hohem Blutdruck über die Verhärtung der Arterien, Depressionen, Schlaflosigkeit, chronische

Müdigkeit, Augenprobleme, Falten, Prostata, Brüste, Rheuma. Wut, Reizbarkeit, Krebs, PMS und so weiter.

Du kannst nicht gesund sein, wenn deine Därme und dein Dickdarm nicht gründlich gereinigt wurden. Damit fängt alles an.

Je länger es dauert, die Därme zu leeren, desto mehr feindliche Bakterien kommen an die Macht und Parasiten werden König.

Du solltest eigentlich spätestens 30 Minuten nach jeder Mahlzeit auf die Toilette gehen. Also dreimal am Tag. Wenn du weniger musst, sind deine Därme verstopft und du bist möglicherweise krank. Du darfst dich auch nicht anstrengen dabei – der Abfall sollte einfach so innerhalb von 30 Sekunden aus dir herauskommen. Er sollte kein wässriger Pudding sein, aber auch nicht knochentrocken und hart.

Gesundheit ist wunderbar. Reinige deine Därme und wundere dich, wie leicht du dich emotional fühlst! Das kann ganz unvermittelt geschehen.

Wenn du Dickdarm und Leber reinigst, kann der Körper Nährstoffe bis zu hundertmal besser aufnehmen.

Ein gesunder Dickdarm ist leicht sauer – sein pH-Wert liegt um 6,4. Das benötigen die gesunden Bakterien, um in dir zu gedeihen. Sie bekämpfen die bösen Buben: Hefepilze, Pilze, Schimmel und Parasiten. Der größte und häufigste Straftäter ist ein Hefepilz namens Candida Albicans. Er gedeiht bei Brot, bei Zucker, bei allem, was aus Mehl gemacht wurde, bei Hefe und Süßigkeiten. Wenn wir dieses Zeug essen, wächst Candida wie verrückt, bis er die guten Jungs überwältigt hat. Die erste Folge ist Verstopfung. Daraus folgt niedrigere Energie, Jucken, Stimmungsschwankungen, Überzuckerung, und das alles führt letztendlich zu Diabetes und Krebs. Candida erhöht den pH-Wert des Dickdarms auf 7. Gewöhnlich ist ein basischer pH-Wert gut (etwa im Mund), aber im Dickdarm muss es leicht sauer sein. Wird es dort zu basisch, bekommen wir Diarrhö. Es gibt also in unseren Kellergewölben ein ständiges Tauziehen zwischen den guten Bakterien und Candida.

Dickdarm-Falten

Das Verdauungssystem ist ein langer Schlauch vom Mund zum Rektum. Beide Enden beeinflussen sich gegenseitig. Reinige deinen Dickdarm und du reinigst dein Gesicht.

Die Falten, die von der Nase zu den Mundwinkeln laufen, werden durch den Zustand des Dickdarms verursacht. Je tiefer die Falten, desto mehr Probleme hat dein Dickdarm.

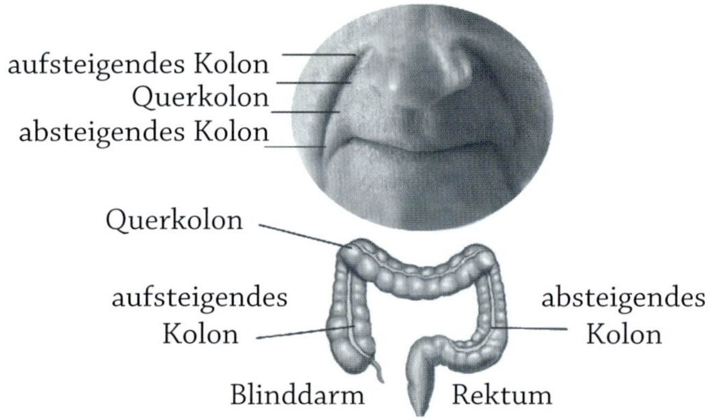

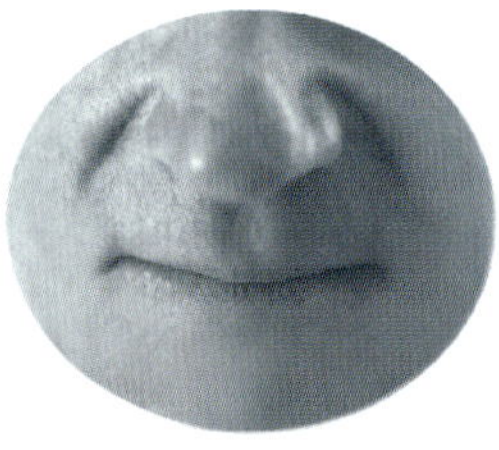

Erkrankung des aufsteigenden Kolons

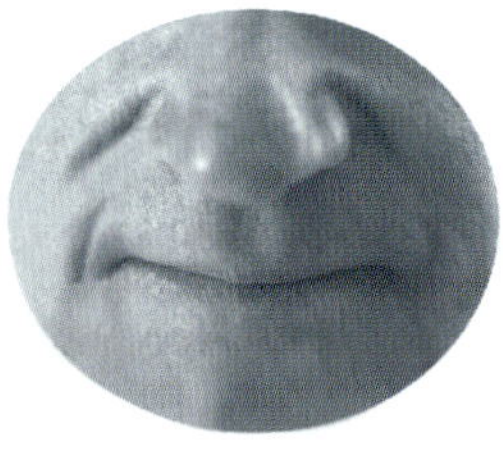

aufsteigendes und absteigendes Kolon erkrankt, Querkolon okay

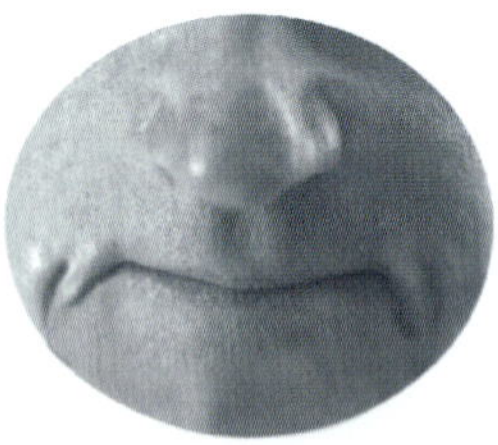

Hämorrhoiden

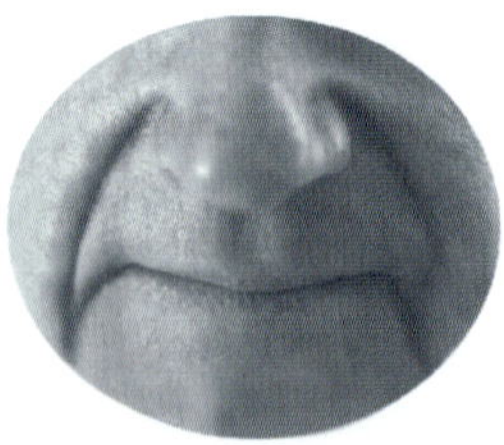

nichts stimmt

Was tun?

Reinige deine Leitungen (und zwar kräftig)! Und zwar an jedem zweiten Tag über einen Zeitraum von ein bis zwei Monaten. Das bedeutet: Einläufe (die machst du zu Hause, sie kosten nichts). Du kannst sie natürlich auch beim Arzt machen lassen.

Selbst wenn du glaubst, du gingest ja regelmäßig zur Toilette, musst du deinen Dickdarm immer noch reinigen. Stell dir die Leitungen in einem alten Haus vor. Natürlich laufen Wasser und Abwasser hindurch. Aber hast du dir je die Wasser- und Abwasserrohre eines alten Hauses angesehen? Ein Rohr von zehn Zentimetern Durchmesser hat innen eine so dicke Schicht aus Dreck, dass nur noch fünf Zentimeter Platz ist für das Wasser oder das Abwasser. Genauso sieht es in dir aus! Die Darmwände sind bei den meisten Leuten mit einer ekligen Plaque überzogen – Jahr auf Jahr ist der Schleim verhärtet, dazu kommen verfaulte, gärende Nahrungsmittel, Parasiten, Schimmel, Pilze, Hefepilze und wer weiß, was sonst noch.

Du gehst also jeden Tag aufs Klo. Kein Problem. Wie bei dem alten Haus kommt Zeug aus der Leitung. Aber die Leitungen funktionieren kaum noch. Du brauchst also nicht zu denken, dass du deine Leitungen nicht reinigen musst. Das ist eines der dramatischsten und lebensveränderndsten Dinge, die du tun kannst. Wenn du wieder Energie bis zum Himmel hoch spüren willst und dir wünschst, dass alles in deinem Leben im Fluss ist, dann fange gleich jetzt mit Darmspülungen und Einläufen an.

Der beste Darmreiniger ist sauberes Wasser. Man nimmt es durch Trinken (Mund) und Einläufe (hinten) ein. Trinke beim Aufwachen ein Glas voll Wasser. Bist du verstopft, mach ein paar Einläufe. Du brauchst dich nicht anzustellen – es ist nur Wasser und zeigt sofort Folgen. Ich rede jetzt nicht von den kleinen Einwegklistieren, sondern von den zwei Liter fassenden Gummibeuteln mit Schlauch. Man kann sie in spezialisierten Geschäften kaufen. Du steckst den Schlauch in deinen Hintern und lässt das Wasser, das Körpertemperatur haben soll, hineinlaufen. Wenige Augenblicke später sind alle verhärteten Blockaden bereits auf dem Weg nach draußen.

Wusstest du, dass Schlafmangel zu Verstopfung führt? Dein Dickdarm ist ein Muskel. Wenn du müde bist, ist er auch müde.

Um das toxische Zeug zu eliminieren, nimmst du am besten mein eigens dafür entwickeltes toxinabsorbierendes Produkt Charconite, das aus Kohle und Bentonit besteht, dazu Kräuter, die die Sache in dir in Bewegung bringen.

Oder mache eine Reinigung mit Saft aus Sellerie, Gurke, Karotte, Apfel, Spinat.

Entscheidend sind auch Ballaststoffe: Iss ein paar Äpfel oder nimm mein Free-Colon-Mittel. Es enthält viele Ballaststoffe und Darmreiniger. In meinem Buch „Heile dich selbst“ findest du Ernährungspläne für ballaststoffreiche Rohkosternährung. Keine Milchprodukte, keine fette oder süße Nahrungsmittel, kein Fleisch, nichts Frittiertes, keine Körner, Nüsse, Kerne oder Popcorn.

Wenn du es eilig hast und dich vor Einläufen ekelst, trinke warmes Wasser mit Bittersalz, um die Leitungen freizubekommen.

Aloe vera ist sehr effektiv. Es setzt die Dinge wirklich in Gang! Versuche, das echte Mittel zu bekommen (die Pflanze), nicht das flüssige aus dem Handel. Schneide die scharfen Dornen ab und gib das ganze Blatt in deinen Mixer, dazu etwas Orangensaft.

Anmerkung: Nimm nie Kanadische Gelbwurzel. Sie frisst die Darmwände auf und raubt ihnen Kalium.

Bereite jeden Tag grüne Smoothies zu. Dabei sollte eine Hälfte aus dunklem, grünem Blattgemüse und der Rest aus Obst und Wasser bestehen (siehe mein Buch „Heile dich selbst“). Das ist ein

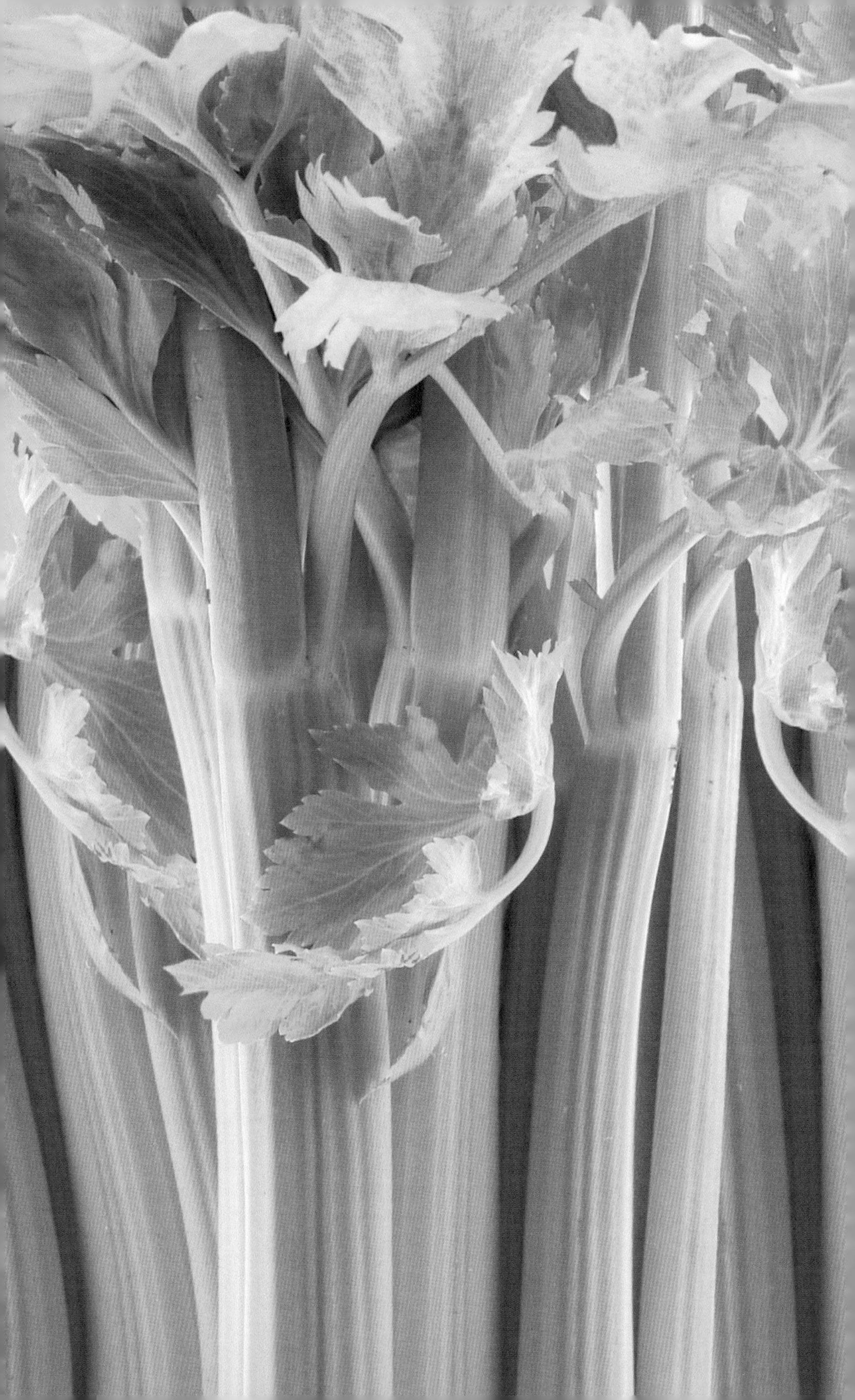

Wunderheilmittel. Der Mixer hat es schon so weit püriert, dass dein Körper es nicht mehr verdauen muss. Es ist voller Ballaststoffe und Eiweiße, Enzyme, Mineralien und Phytonährstoffe, die praktisch alles heilen. Füge nie Zucker hinzu (nur etwas Obst). Denke daran, dass Zucker Erreger (Bakterien, Viren, Parasiten, Hefepilze und Pilze) nährt. Du willst aber, dass es dir besser geht, oder? Wenn du wirklich etwas Süßes ergänzen willst, gib grünes (nicht weißes) Steviapulver hinzu. Stevia ist ein natürlicher Süßstoff aus Blättern.

Die Einnahme von Magenenzymen ist okay, aber falls du blutest, solltest du sicherstellen, dass die Enzyme keine Protease enthalten. Das kann die Sache verschlimmern.

Magnesiumzitrat oder -malat: 3 Esslöffel täglich helfen wirklich.

Hohe Vitamin-C-Dosen, beispielsweise 10 Gramm am Tag.

Probiotika: Jeden Morgen und Abend auf leeren Magen nehmen. Nur flüssige Probiotika sind gut. Nimm auf keinen Fall die teuren Pulver. Sie taugen nichts.

Gras (Gerste, Weizengras, Alfalfa). Weizengrassaft hilft gut gegen Verstopfung und um die Därme sauber zu halten.

Sellerie: Enthält Kalium, Natrium, Schwefel. Natürliches Diuretikum, Laxativ.

Äpfel: Mit die besten Ballaststofflieferanten, die es gibt. Iss mehrere am Tag oder püriere sie im Mixer.

Löwenzahn: Gut, den habe ich in diesem Buch schon dreimal erwähnt. Aber er ist auch ein Wundermittel. Nimm es gegen alles. Löwenzahn verstärkt die Gallenproduktion, wirkt als leichtes

Laxativ und weicht den Stuhl auf. Er ist ein Magenbitter, der perfekt ist für Leber und Gallenblase. Er erhöht den Spiegel der Magensäure, ist ein Diuretikum, reinigt das Blut, verbessert den Kreislauf und reguliert die Darmflora.

Rhabarberwurzel: Bestandteil meiner Dickdarmmedizin, aktiviert den Dickdarm.

Magenbitter: Pflanzen, deren bittererer Geschmack die Bildung von Galle und Chlorwasserstoffsäure begünstigt. Magenbitter kräftigen die Muskeln des Verdauungstraktes, verbessern die Nährstoffaufnahme und tragen zur Ausscheidung von Abfall bei. Sie fördern das Immunsystem, erhöhen die Zahl der Antikörper und verbessern den Widerstand des Darms gegen Infektionen. Gut bei Darmentzündungen, Verstopfung, Leberproblemen und mangelnder Energie.

Beispiele für Magenbitter: Zitronenschale, Löwenzahn, Angelika und Mahonie.

Saftmischung: Apfel, Karotte, Sellerie, Gurke, Löwenzahnblätter, 1 Liter Quellwasser, 1 Zitrone.

Trinke viel Flüssigkeit! Du bist vermutlich dehydriert. Nichts mit Zucker trinken!

Sport: Täglich Sport ist wichtig. Laufe, renne, tanze, hüpfe auf und ab, mache Yoga, gehe schwimmen oder hüpfe auf einem kleinen Trampolin. Aber tue etwas!

Als Ballaststoffergänzung gibst du mehrere Esslöffel Chia-Samen ins Wasser; oder mahle einige Leinsamen in einer kleinen Kaffeemühle und gib sie in ein Glas Wasser; oder streue sie auf Saft oder Salat und so weiter.

Kaue dein Essen, bis es flüssig ist. Das ist nicht nur gut für die Verdauung, sondern es trägt auch dazu bei, dass die Nährstoffe besser aufgenommen werden können. Essen, das nicht vollständig gekaut ist, kann nicht richtig verdaut werden. Du verschwendest Geld und Körperenergie.

Chia-Samen wirken im Dickdarm stark dehydrierend.

1 Teil Chia-Samen, 9 Teile Wasser halten im Kühlschrank zwei Wochen lang. Chia-Samen sind eine bessere Quelle für Omega-3-Fettsäuren als Leinsamen (diese Fette schützen vor Entzündungen und Herzerkrankungen). Die Azteken nahmen Chia zur Heilung von Gelenkschmerzen und Hauterkrankungen.

Gib sie in eine Flüssigkeit und trinke sie sofort, bevor sie gelieren. Ein toller Reiniger.

Stress verstopft, weil sich deine Därme verkrampfen. Du musst dich entspannen und alles loslassen.

Entspannung bei Stress (mindestens 20 Minuten am Tag):

- Sport
- Massage
- Meditation oder Gebet
- Yoga, Qigong oder Tai Chi
- tiefes Atmen mit geschlossenen Augen
- lachen.

Den Bauch und den unteren Rücken zu massieren trägt dazu bei, Verstopfung zu lösen und das angesammelte Material loszuwerden.

Sonnenlicht hilft bei schlechter Verdauung und Verstopfung.

Sonnenlicht tut uns gut, sowohl körperlich als auch seelisch.

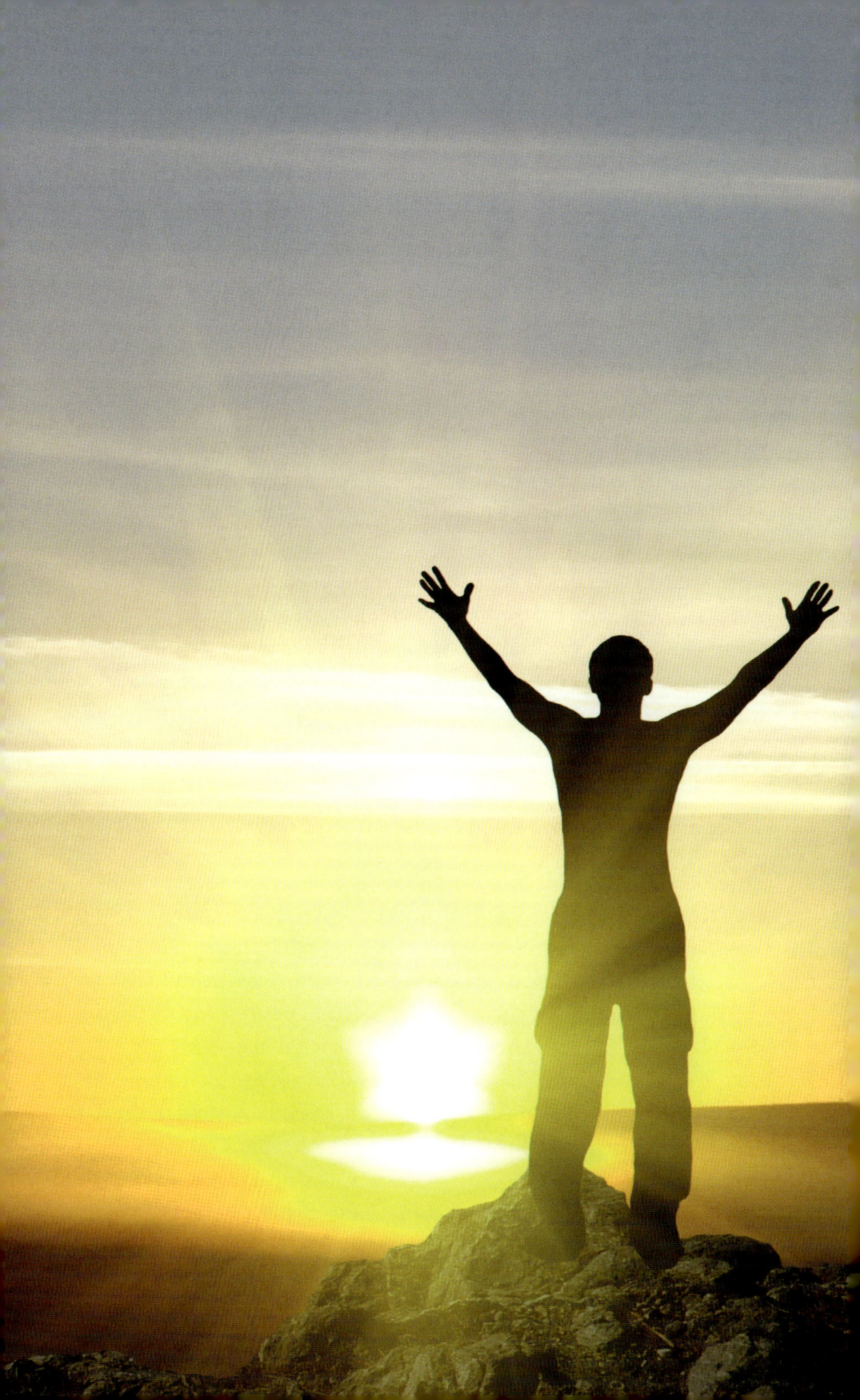

Vogelmiere. Ein Antioxidans. Reduziert Körperfett, besonders Cellulite. Entfernt Plaque aus den Arterien, baut Nervengewebe auf, reguliert die Schilddrüse, löst Zysten und Tumore auf, macht Blut basisch, heilt Geschwüre, entfernt alten, verhärteten Schleim aus dem Dickdarm, neutralisiert Toxine, stimuliert Lymphen und Drüsen und hat eine laxative Wirkung.

Eine interessante Anmerkung zur Verstopfung auf Reisen: Warum kommt das so häufig vor (außer weil sich die meisten Menschen im Urlaub schlecht ernähren)? Nun, einerseits verstopfen wir, wenn wir nicht genug Wasser bekommen; die meisten Menschen trinken nicht genug, wenn sie auf Reisen sind. Wir alle wissen, dass nichts die Dinge da unten so gut in Bewegung bringt wie viel Wasser. Was aber kontrolliert Wasser in unserem Körper? Die Nieren! Und die Nieren können nur entspannen, wenn sie sich sicher fühlen. Ist dir je aufgefallen, dass du den ganzen Tag mit dem Auto unterwegs sein kannst, ohne zur Toilette gehen zu müssen? Aber in dem Augenblick, in dem du zu Hause ankommst – in dem Augenblick, in dem du deine Einfahrt erreichst –, musst du plötzlich ganz dringend aufs Klo. Es scheint fast so, als ob dein Körper das wüsste. Aber wieso?

Alles ist verbunden!

Dein Verstand und dein Unterbewusstsein sagen deinen Nieren, dass du sicher zu Hause bist. Alles ist in Ordnung. Die Nieren entspannen sich und lassen das Wasser in die Ausscheidungskanäle fließen. Nun musst du Wasser lassen und pupsen wie nie zuvor. Es ist schon erstaunlich, woher dein Körper all das weiß!

Wenn du verreist bist, befindest du dich auf unbekanntem Terrain. Dein Gehirn (ein Abwehrmechanismus) liegt immer auf der Lauer. Das ist selbst im Urlaub so. Deine Nieren und dein Dickdarm halten Wasser zurück, weil sie vielleicht längere Zeit ohne auskommen müssen. Alles wartet ab, alles schafft Reserven. Sogar wenn du eine öffentliche Toilette aufsuchst, nimmst du vielleicht Platz, aber es passiert nichts. Du musst

1) entspannen und deinem Körper mitteilen, dass alles in Ordnung ist, und

2) viel Wasser trinken.

Allerdings ohne Mahlzeit, sonst schwemmst du deine Magensäure und deine unverdaute Nahrung runter. Das ist ein anderes Problem. Iss nichts Salziges, das hält das Wasser noch stärker zurück und schädigt die Nieren. Verzichte weitestgehend auf Brot, Nudeln, Gebäck, Kuchen, Torten, Cracker, Getreide und Süßigkeiten. Verzichte auf Kaffee und Alkohol. Iss so viel frisches Obst, Salate und Gemüse wie möglich.

Unser Körper ist wunderbar, oder?

16 Die Haut

Die Haut ist der Spiegel unserer Gesundheit. Sie zeigt sehr gut, was in uns vorgeht. Sie ist das größte Organ unseres Körpers. Sie atmet. Sie scheidet aus. Sie spiegelt unseren Gemütszustand, unsere Hormone, unsere toxische Belastung, unsere Ernährung. Sie zeigt, wie viel Sauerstoff, Wasser und essenzielle Fettsäuren unser Körper erhält.

Wenn deine Haut trocken, schuppig, gereizt, fettig, picklig, juckend oder dünn ist oder ihre Elastizität verloren hat, bist du nicht gesund.

Deine Haut ist so lange völlig in Ordnung, bis deine Nieren massiv Gifte ausscheiden. Wenn deine Haut Probleme macht, darfst du nicht einfach eine Creme auftragen. Das ist so, als würdest du ein Haus einfach neu streichen, das völlig von Termiten zerfressen ist. Du musst reparieren, was innen ansteht, dann wird automatisch das Äußere sauber und heil.

Glaub ja nicht, es liege nur daran, dass du zu wenig Wasser trinkst. Tonya Zavasta schreibt in ihrem Buch „Your Right to Be Beautiful" (übersetzt: „Dein Recht auf Schönheit"): „Eine trockene Pflaume wird nie wieder eine frische, reife Pflaume, selbst wenn du sie in Wasser

Schädliche Chemikalien in Hautpflegeprodukten

Parabene sind Konservierungsstoffe, die die tiefen Hautschichten stärker als Sonnenbrand zersetzen. Sie können zu Hautkrebs führen. Du solltest folgende Stoffe vermeiden:

- künstliche Aroma- und Frabstoffe
- Formaldehyd
- Phenole
- Trichloräthane
- Butylhydroxytoluol/Butylhydroxyanisol (BHT/BHA)
- Ethylendiamintetraessigsäure (EDTA)
- Glykole
- Parabene
- Natriumlaurylsulfat
- Nitrate
- Nitrosamine.

Kannst du es nicht essen, schmiere es dir auch nicht auf deine Haut. 80 Prozent aller Duftstoffe in Parfüm, Shampoo, Seife, Lotionen, Rasierschaum und Reinigungsmitteln sind toxisch oder krebserregend. Es hat keine Bedeutung, wenn als Inhaltsstoff angegeben ist: „Natriumlaurylsulfat aus Kokosnuss“. Es bleibt Natriumlaurylsulfat. Es bleibt giftig. Antibakterielle Seifen enthalten Germizide und Antibiotika, die durch die Haut direkt ins Blut gelangen. Diese Chemikalien sollen töten. Sie sammeln sich in deinen Zellen an. Sie töten auch die guten Bakterien, sogar unsere eigenen Zellen. Benutze also natürliche Desinfektionsmittel.

Experimente haben gezeigt, dass die fünf Hauptbestandteile von Sonnencremes allesamt Krebs erzeugen. Je mehr Sonnencreme du benutzt, desto höher stehen deine Chancen, an Hautkrebs zu erkranken.

legst. Deshalb wirst du nie frisch und jugendlich aussehen, wenn du gekochtes Essen isst und dich mit acht Gläsern Wasser füllst."

Die Haut ist direkt betroffen von allem, was uns je betreffen kann: von unseren Gedanken, Stimmungen, unserer Verdauung, von der Schlafmenge, die wir bekommen, von Wasser, Mineralien, Stress, Hormonen, Chemikalien, Umwelteinflüssen – und ganz besonders davon, was wir essen und trinken.

Die Haut ist das größte Ausscheidungsorgan des Körpers. Die Leber und die Nieren sind die Filter unseres Körpers und transportieren gewöhnlich die Abfallstoffe durch unsere Därme und unseren Harntrakt ab. Sind allerdings Leber und Nieren überlastet und können die Masse an Müll nicht mehr verarbeiten, den wir so schnell in unsere Körper füllen, kreisen all diese schädlichen Dinge in unserem Blut durch den Körper und kommen dann zurück in unsere Nieren – aber halt, die Nieren sind ja längst voll! und so verdirbt immer mehr Abfall unser so wichtiges Blut. Wenn Toxine ins Blut gelangen, sind wir tatsächlich vergiftet. Weil es die Gifte so schnell wie möglich loswerden will, nimmt unser Blut den Abfall und drückt ihn durch unsere Haut hinaus. Deshalb rühren Hautausschläge, Pickel, Blasen, Mitesser und alle Schwellungen, Reizungen, juckende Stellen und Entzündungen in der Regel daher, dass toxisches Zeug aus unseren Poren quillt und mit unseren Hautzellen reagiert.

Schöne Haut ist das Ergebnis sauberen Blutes.

Die Haut ist nicht nur ein wichtiges Ausscheidungsorgan, sondern auch ein Aufnahmeorgan. Schmiere nie etwas auf deine Haut, das du nicht essen würdest.

Grüne Smoothies. Sie sind ideal für die Haut. Etwa die Hälfte dessen, was du in den Mixer tust, sollten dunkegrüne Blätter sein. Das Chlorophyll baut deine Haut wieder auf. Lies Victoria Boutenkos Buch „Green for Life: Grüne Smoothies nach der Boutenko-Methode".

Blattspinat

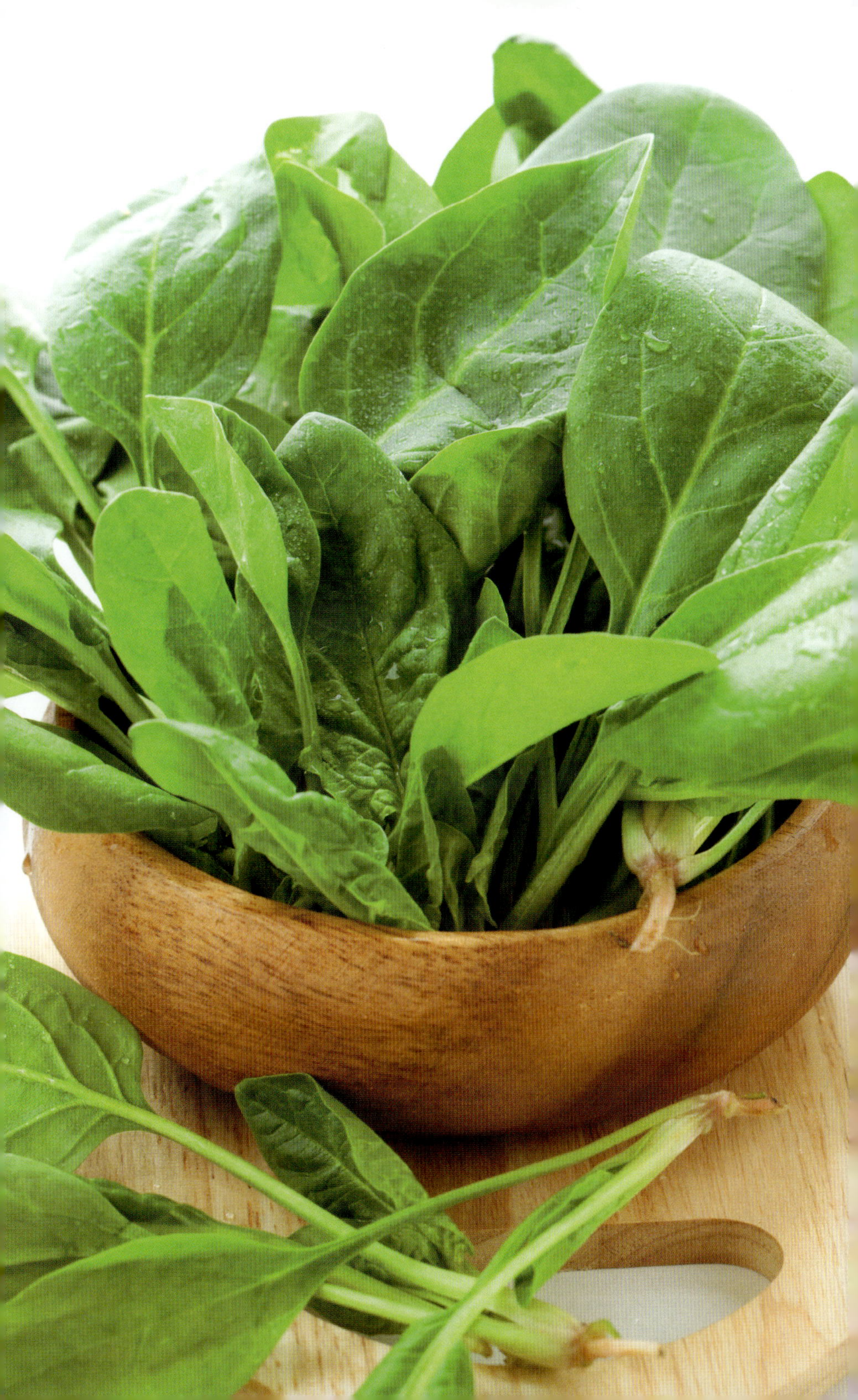

Methylsulfonylmethan (MSM, Schwefel). Unser Körper braucht es so sehr wie Wasser. Nimm 1 bis 3 Esslöffel zweimal am Tag morgens und nachmittags in Wasser. Es ist ein Schwefel, den unser Körper unbedingt braucht, aber nicht ausreichend erhält. MSM kommt in allen Lebewesen vor, es hilft bei der richtigen Herstellung von Eiweißen, die mit dem Bindegewebe, den Hormonen und Antikörpern zusammenhängen. Es ist sehr flüchtig – Kochen zerstört es und Pflanzen verlieren es von dem Augenblick ihrer Ernte an. Die meisten Menschen leiden deshalb an einem MSM-Mangel. Es wird zur Bildung von Kollagen benötigt, das über 30 Prozent der Eiweiße in unserem Körper ausmacht. Kollagen dient der Erhaltung und Elastizität der Haut. MSM ist ebenfalls für die Hormone, Enzyme, Antikörper, Antioxidantien, Gewebe und Körpereiweiße wichtig. MSM trägt zu gesundem Haar, gesunden Nägeln sowie der Weichheit der Haut bei und hilft der Hautregeneration, indem es die Kollagenproduktion anregt. MSM wirkt bei Narbengewebe Wunder, es entfernt Querverbindungen im Gewebeeiweiß der Haut – es wirkt also auch gegen Falten. MSM wird oft bei Muskel- und Gelenkschmerzen eingesetzt, es hemmt die Schmerzimpulse, bevor sie im Gehirn ankommen. Es wird aus einer natürlich produzierten Form von DMSO (Dimethylsulfoxid) hergestellt. MSM führt zu verstärkter Blutzirkulation und erhält das Säure-Basen-Gleichgewicht.

- Es befördert den natürlichen Giftabbau.
- Es regt das Immunsystem an, indem es dem Körper hilft, Immunoglobuline (Antikörper) zu produzieren.
- MSM und DMSO lösen anorganisches Kalzium aus Arterien, Herz und Lungen.
- Problematisches inneres und äußeres Narbengewebe und Verbrennungen können mit MSM repariert werden.
- Es steigert die Aufnahme aller Nährstoffe und Mineralstoffe, die in den letzten zwölf Stunden zu sich genommen wurden.
- Schwefel löst Fette im Blut auf und vermeidet so Fettverklumpungen im Blut.

- Schwefel spielt eine Hauptrolle bei der Gallenflüssigkeit, im Gehirn, beim Bindegewebe, bei Haaren, Leber, Nägeln und Haut.
- Schwefel ist das grundlegende Mineral für jede Schönheit, das beste Kosmetikum der Welt.
- Schwefel reguliert das Natrium-Kalium-Elektrolyte-Gleichgewicht innerhalb und außerhalb der Zellen. Das macht die Zellwände durchlässiger, mehr Nährstoffe können herein- und Abfall kann herauskommen. Schwefel hilft bei Schmerzen und Entzündungen. Denn er wirkt daran mit, Abfallprodukte aus den Zellen zu spülen. Jedes Mal, wenn der Körper Gifte aus der Zelle holt, entfernt er dabei auch eine Schwefelverbindung, die das Gift neutralisiert. Daher ist Schwefel bei der Entgiftung essenziell.
- Vier Hauptaminosäuren – Methionin, Cystein, Cystin und Taurin – hängen stark vom Schwefel ab.
- Er erleichtert bei Verstopfung.
- Er heilt Verbrennungen und Narben.
- Überzuckerung geht immer mit einem Schwefelmangel einher.
- Schwefel liefert Elastizität, Bewegung, Heilung und Wiederherstellung beim Gewebe. Schwefel reduziert Milchsäureansammlungen und löst vermutlich Muskel-, Bein und Rückenkrämpfe. Eine ausreichende Versorgung mit Schwefel kann die Genesung bei Sportlern um 75 Prozent beschleunigen.
- MSM hilft, Pollen- oder Nahrungsmittelallergien abzumildern. Es neutralisiert Fremdeiweiße, etwa Pollenallergene, extrem schnell.
- MSM verringert Arthritis, indem es die Flexibilität der Gelenke verbessert, Entzündungen und arthritische Schmerzen reduziert und Narbengewebe abbaut.
- MSM-Lotion neutralisiert Mücken- und Insektenstiche fast augenblicklich, weil es fremde Eiweiße neutralisiert.
- Probiere es aus und lasse dich überzeugen.

- Iss schwefelhaltige Nahrungsmittel (Knoblauch, Zwiebeln, Paprikaschoten, Rauke) mit Fetten (Avocado, Nüsse, Öle, Kerne und so weiter), um die Schärfe etwas zu nehmen (scharf und fett passt gut zueinander).
- In der Natur sind die besten Quellen für MSM Kiefernrinde, Kiefernnadeln, Pinienkerne, Aloe vera und Wildgras, Zwiebeln, Knoblauch, Radieschen, Brunnenkresse, Rauke, Paprikaschoten, Eier und Durianfrucht.
- Nimm MSM (Schwefel): 1 bis 3 Esslöffel zweimal täglich, am besten rund eine halbe Stunde vor den Mahlzeiten.

Gurke ist eines der heilkräftigsten Gemüse der Erde. Sie spült die Nieren aus, entgiftet das System, reinigt die Därme, stärkt die Verdauungsgesundheit und enthält ein Enzym, das Bandwürmer auflöst. Gurke enthält viel Kalzium, Magnesium, Schwefel (der Mineralstoff für Schönheit) und dazu noch Vitamin E und C. Gurkensaft wirkt bei der Gesichtsfarbe Wunder. Kaufe Bio-Gurken und iss die Schale mit, da deren Anteil an Silizium, Mineralstoffen und Enzymen hoch ist.

Iss und trink so viel Wassermelone, wie es nur geht. Kaufe Bio-Wassermelonen mit Kernen und schneide sie in den Mixer – Kerne, Schale, alles. Dann püriere und trinke sie. Mische sie nicht mit einem anderen Obst oder Gemüse. Wassermelonen machen extrem basisch, haben viel Silizium und spülen das System durch.

Jeden Tag ausreichend Ballaststoffe! Das Beste, was du für deine Haut tun kannst, ist nichts zum Cremen – es sind Ballaststoffe. Denn sie reinigen die Haut von innen heraus. Zucker ist eine der Substanzen, die dich ganz schnell altern lassen. Ballaststoffe verzögern die Abgabe von Zucker ins Blut und tragen somit dazu bei, den

Wassermelone

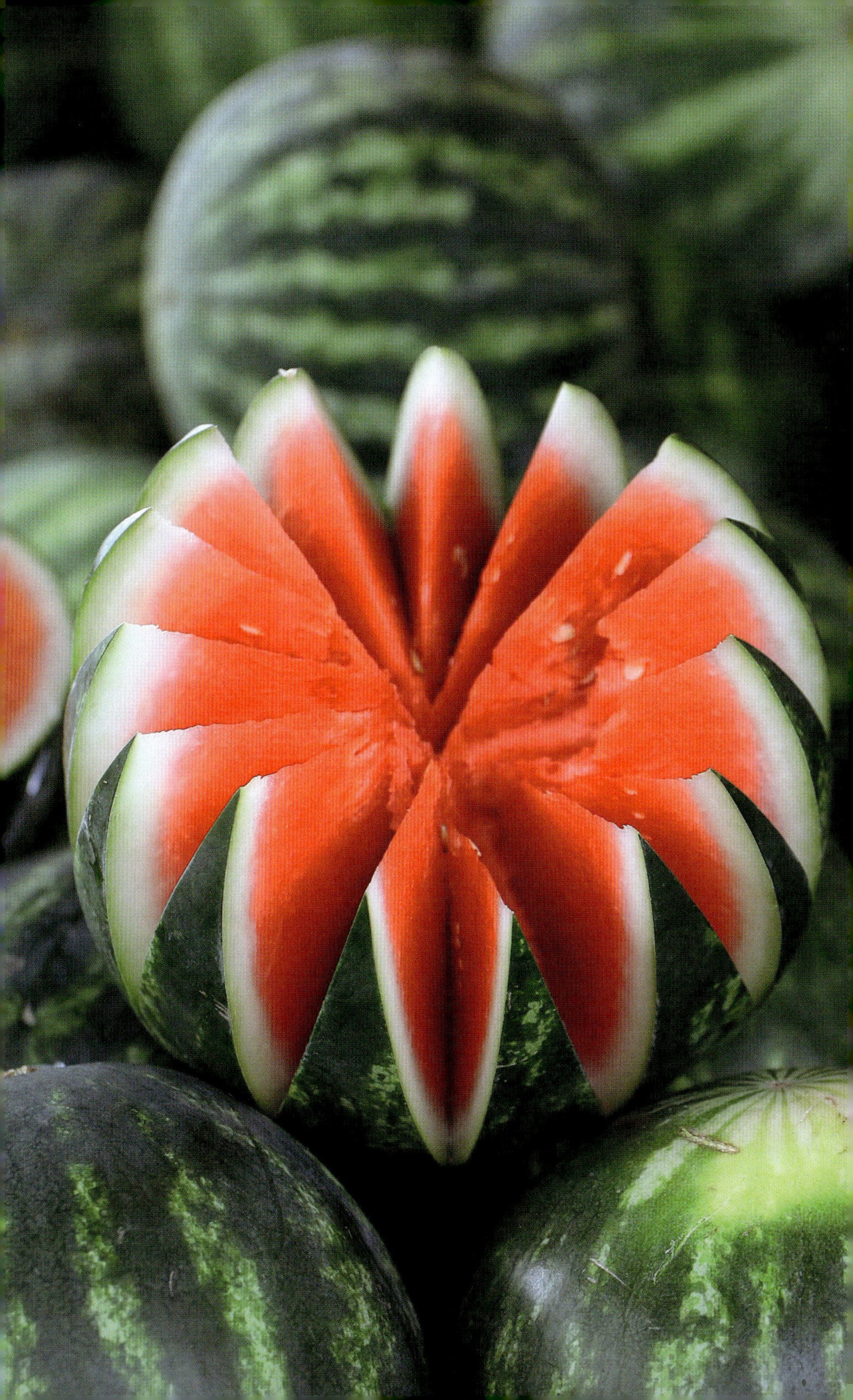

Körper zu säubern. Sie wirken wie ein Schwamm, der den toxischen Mist aufsaugt. Ballaststoffe sind für unsere Gesundheit essenziell wichtig, besonders bei Zucker. Ballaststoffe sind so wichtig für unser Wohlbefinden und unsere Gesundheit. Sie sind der Grund, warum (grüne) Smoothies so viel gesünder sind als Säfte (obwohl Säfte auf der ersten Stufe der Heilung wichtig sind, wenn der Körper mit den Ballaststoffen noch nicht zurechtkommt). Sie sind wohl das beste Mittel gegen das Altern und ein Mangel an Ballaststoffen ist eine der Hauptursachen für das Altern. Ballaststoffe sind außerdem die Hauptquelle für Probiotika – denn alles ist verbunden – alles!

Chia-Samen sind eine sehr gute Ballaststoffquelle – gib einfach mehrere Löffel voll in Wasser und trinke das. Leinsamen müssen zuerst gemahlen werden, dann werden sie in Wasser oder Smoothies gegeben. Super Lieferant für EFA- und Omega-Fettsäuren und natürlich für Ballaststoffe.

Weißer oder grüner Tee (nicht übertreiben, er enthält Koffein). Jedes Warmgetränk lässt dich auf die Toilette gehen. Der Grund dafür ist ganz interessant. Es ist nicht normal, warmes Essen oder warme Getränke zu sich zu nehmen. Tust du es dennoch, glaubt dein Körper an ein Fieber und beginnt mit der Abwehr. Er erhöht die Zahl der weißen Blutkörperchen und scheidet Abfall aus, um Schadstoffe loszuwerden. Deine Körpersoldaten reagieren also auf einen Fehlalarm. Deshalb regt uns warmes Essen an. Doch machst du damit immer weiter, verbrennst du dein System. Stell dir vor, bei der Feuerwehr geht dreimal täglich ein Fehlalarm ein. Die Feuerwehrmänner werden erst nervös, dann müde. Wenn dann wirklich etwas passiert, sind sie zu müde, um überhaupt noch zu reagieren. Vorsicht also bei warmem Essen und warmen Getränken. Selbst bei Tee.

Stell deine eigene Gesichtsfaltencreme her, indem du folgende Bestandsteile mischst: Seetang, Honig, Aloe vera, Eiweiße, Vitamin-C-Pulver, Vitamin-E-Öl.

Lass jeden Tag eine halbe Stunde lang die Sonne auf so viele Stellen deines Körpers wie möglich scheinen (nackt wäre am besten).

Es ist nicht leicht, unsere Zellen zu regenerieren, wenn wir nicht genug Flüssigkeit erhalten.

Einige Experten gehen davon aus, dass Gerstengrasextrakt alle Enzyme enthalte, die wir zum Leben brauchen, dazu noch Superoxiddismutase, die Zerstörungen durch freie Radikale verhindert.

Peele mehrmals pro Woche deine Haut. Dabei entfernst du die äußere Schicht von toter Haut. Untersuchungen zeigen, dass sich Zellen nicht mehr weiter teilen, wenn sie an ihre Nachbarzelle stoßen. Willst du also schneller an gesunde neue Zellen kommen, musst du die alten entfernen, die den Platz versperren. Die meisten Zellen der äußeren Hautschicht sind längst abgestorben. Sie müssen daher entfernt werden. Mache jeden zweiten Tag ein Peeling, falls das geht. Nimm eine trockene Hautbürste, Zahnbürste, einen feuchten Waschlappen mit Seetang oder Haferbrei oder Papaya, einen Schwammkürbis, Meersalz und Haferbrei, das Innere einer Papaya- oder Gurkenschale oder Isolierband (hey – das war jetzt nur ein Scherz).

Nimm keine Seife! Sie ist stark basisch, deine Haut braucht aber Säure.

Mit der Innenseite einer Grapefruitschale kannst du deine Haut gut reinigen, denn sie enthält Alpha-Hydrox-Säure. Reib dein Gesicht fürs Peeling damit ein.

Papayas tun deiner Haut gut. Papayaenzyme lösen tote Haut auf, gleichzeitig nähren ihre basischen Mineralstoffe die Haut und unterstützen die Bildung neuer, gesunder Haut. Die Enzyme straffen das Kollagen der Haut sofort. Das eiweißlösende Enzym der Papaya, das Papein, gibt es nur in dieser Frucht. Es ist am leistungskräftigsten, kurz bevor die Papaya reif wird, wenn sie noch grün ist. Dieses mächtige Enzym löst die toten und angegriffenen Zellen auf, lässt aber die neuen und gesunden in Ruhe.

Wie du dich mit Meersalz peelst: Gesicht oder Körper befeuchten, dann sanft 1 Löffel Meersalz einmassieren (nicht in die Augen!). Nach einigen Minuten abspülen.

Stimuliere die Lymphe, Abfall aus dem Körper zu tragen. Es gibt in deinem Körper viermal mehr Lymphe als Blut. Die Lymphe ist voller Stoffwechselausscheidungen aus all deinen Zellen. Das Einzige, was Lymphe bewegt, sind Muskelbewegungen. Wenn du den ganzen Tag nur herumsitzt, sammelt sich Abfall in deiner Lymphe an wie in übervollen Mülleimern. Massagen (besonders die tief ins Gewebe gehende Schwedische Massage) lösen Toxine aus den Lymphdrüsen. Massiere dein Gesicht, um die Muskeln anzuspannen.

Hautbürsten hilft, die Lymphe (den Abfall) in Bewegung zu bringen. Wenn du schon nicht genug Sport treibst, mach wenigstens das. Benutze dafür eine Badebürste mit Naturborsten.

Creme aus gewöhnlicher Mahonie wirkt praktisch sofort bei Psoriasis, Ekzemen, Dermatitis, Schuppen, Akne und trockener, schuppiger Haut.

Antioxidantien und Entgiftung: Tocotrienole sind die sicherste Form von Vitamin E, toll für die Haut. Himbeersamen (Ellagsäure) zählen zu den mächtigsten Antioxidantien. Gut sind auch Krauser Ampfer und Löwenzahn. Oder Pfaffiawurzelkapseln viermal am Tag – sie unterstützen den Körper bei der Bildung von Stammzellen.

Papaya

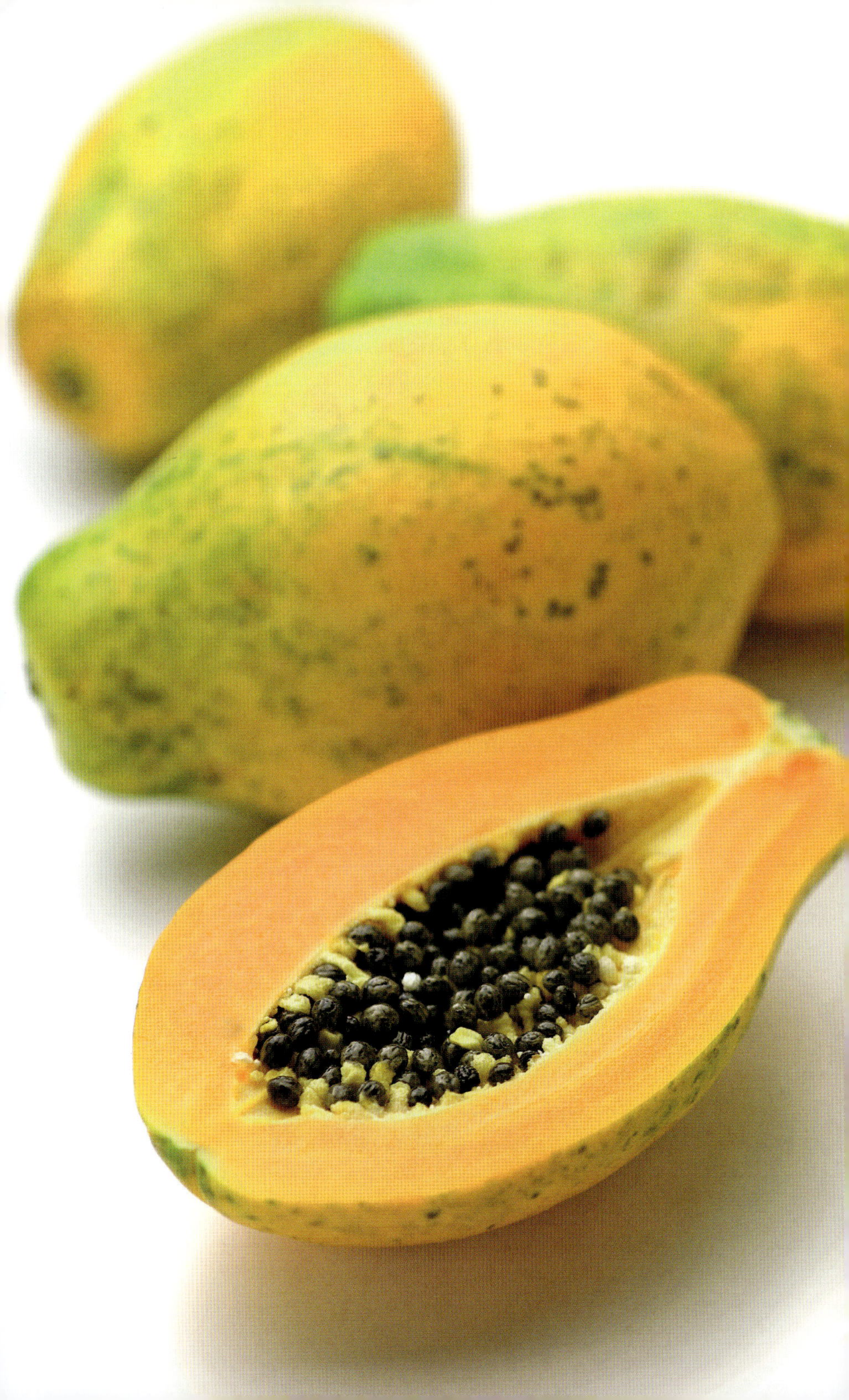

Chanca piedra ist ein wunderbares Kraut aus dem peruanischen Regenwald. Es hilft gegen Pickel, Diabetes, Geschwüre, schlechte Blutzirkulation, Hautprobleme und so weiter (eine ausführlichere Beschreibung findest du im vorangegangenen Kapitel).

Magnesium (-Zitrat oder -Malat) innen und außen, Magnesiumöl auf Pickel reiben, Magnesiumpulver innerlich einnehmen: 1 Teelöffel dreimal täglich.

Vitamin C: stimuliert die Kollagenbildung und schützt die Haut vor freien Radikalen aufgrund von schlechter Ernährung, UV-Strahlen, Rauchen und Trinken. Nimm so viel, wie es geht – in natürlicher Form. Tolle Quellen sind Papaya, Kiwi, Zitrusfrüchte, Acerola-Kirsche, Hagebutte und Heidelbeeren. Bestreiche deine Haut mit einer Paste aus Vitamin-C-Pulver und Wasser.

Acerola-Kirsche. Sie stammt aus der Karibik und ist eine sehr verlässliche, extrem konzentrierte natürliche Vitamin-C-Quelle. Sie ist die reichhaltigste Quelle von zu 100 Prozent natürlichem Vitamin C in der Welt. Gerade mal 100 Gramm der reifen Acerola können 17 000 Milligramm Vitamin C enthalten. Ihr Karotin-Gehalt entspricht der von Karotten, sie enthält zudem viel Niacin, Bioflavonoide, Anthocyane und weitere Kofaktoren. All das lässt sie zu einem starken Antioxidans werden, das gegen das Altern, zur Entgiftung und chelatbildend bei Schwermetallen im Körper eingesetzt werden kann. Das ganze Vitamin C trägt zudem dazu bei, das von der Haut, dem Bindegewebe, der Leber und den Nebennieren benötigte Kollagen zu erzeugen. Es bekämpft Stress und entspannt. Ideal für Menschen, die in giftigen Städten leben oder an Parkinson, Herpes, Arteriosklerose, Bronchitis. Krebs, Asthma, Glaukom, Falten oder Pilzinfektionen leiden. Willst du jung und faltenfrei bleiben, nimm Acerola!

Silizium ist essenziell für das Bindegewebe, die Bildung von Kollagen, für die Knochen, den Knorpel, Bänder, Haut, Haare und

Nägel. Es braucht einen ausreichenden Säurespiegel im Magen, damit es aus der Nahrung gelöst wird. Im Laufe unseres Älterwerdens nimmt aber der Magensäurespiegel ab, deshalb nehmen wir weniger Silizium auf, daher bekommen wir Falten (ihh!), sprödes Haar und brüchige Nägel. Gute Quellen von Silizium sind Bambus, Okra, Brennnesseln, Borretsch.

Niedriger Magensäurespiegel. Die meisten Menschen haben zu wenig Magensäure (Chlorwasserstoffsäure). Sie haben zu wenig, um richtig verdauen zu können. Das Essen wird nur halb verdaut, es kommt zu Blähungen, fermentierter verfaulender Nahrung und Krankheit (Zucker verstärkt das noch). Unverdaute Nahrung bedeutet einen Mangel an Nährstoffen, wir schwinden langsam dahin und laden Krankheiten ein. Magensäure hindert auch das Wachstum von Parasiten, Bakterien, Viren, Pilzen, Hefepilzen und so weiter. Sie bildet eine Schutzmauer. Magensäure benötigen wir auch für die Eisenaufnahme und damit für die Bildung roter Blutkörperchen, die den Sauerstoff befördern. Alles ist verbunden. Zu wenig Magensäure heißt: kein Sauerstoff.

Der Säurespiegel des Magens kann angehoben werden, wenn du mehrmals täglich 2 Esslöffel Apfelessig in Wasser verdünnt einnimmst und viele grüne Smoothies trinkst. Dabei sollte eine Hälfte aus dunkelgrünem Blattgemüse und der Rest aus Obst bestehen (siehe mein Buch „Heile dich selbst“). Wenn du zu faul für all die gesunden Stoffe bist, nimm zumindest Chlorwasserstoffsäure-Tabletten.

Hydratisiere dich, indem Du immer mal wieder Rosenöl auf deine Haut sprühst.

Für leuchtende Haut: Eine Maske aus Tonerde, die den ganzen Abfall aus deiner Haut saugt und aufnimmt.

Allyl-Sulfide. Starke organische antioxidative Schwefelverbindungen, die man in Knoblauch und Zwiebeln findet. Sie bekämpfen

Bakterien und Viren wie etwa Staphylokokken, Streptokokken und Salmonellen. Sie helfen zudem dem Herz und dem Kardiosystem, senken den Cholesterinspiegel, verringern die Blutgerinnung und lassen die Haut länger jung bleiben.

Die Haut braucht Unmengen an B-Vitaminen. Sie werden für die Gesundheit der Haut benötigt und die geistige Gesundheit. Quellen: Reiskleie, Bierhefe (4 Esslöffel am Tag), Bienenpollen, Weizenkeime, Brennnesseln.

Ist der Magensäurespiegel niedrig, kann der Körper B-Vitamine nicht aufnehmen. Um das zu verhindern, nimm kurz vor oder zusammen mit der Vitamin-B-Quelle Apfelessig ein.

Niacin (Vitamin B_3) regt die Blutzirkulation in der Haut und überall im Körper an. Beruhigt das Nervensystem. Niacin ist ideal für die Hautverjüngung und entfernt Gifte aus dem Fettgewebe. Es gibt einen richtigen Niacin-Schub, deine Haut wird rot und fühlt sich warm an. Das ist völlig in Ordnung. Der Kreislauf funktioniert wieder!

Vitamin B_6: Hilft bei Akne, Rauchen und Stress, macht schöne Haut, ist ein gutes Anti-Aging-Mittel.

Vitamin E: Reichert Gewebe und Zellen mit Sauerstoff an. Das verlangsamt den Alterungsprozess und neutralisiert freie Radikale. Reiskleie ist die beste Quelle von allen B-Vitaminen, ebenso eine der Hauptquellen von Vitamin E und von Aminosäuren.

Weizenkeimöl: Reich an B-Vitaminen, Eiweiß und Eisen. Erhöhen den Sauerstoffspiegel in Körper und Haut (bis zu 35 Prozent). Wird schnell ranzig. Achte darauf, dass es luftdicht verpackt ist und schnell verbraucht wird.

Schlechte Öle und Fette:

- ranzige Nüsse,
- ranziges Öl,
- TFA (trans-Fettsäuren); sind hochgiftig und verkürzen das Leben.
- Margarine, Schweineschmalz, tierische Fette (Fleisch, Käse, Milch, Butter), Sojaöl, Rapsöl, frittiertes Essen und alles, was in Öl oder Butter erhitzt wurde.

Um diese über Jahre akkumulierten schädlichen Fette und Öle in deinem Körper abzubauen, reinige deine Leber.

Hochwertige Fette und Öle stellen die Elastizität der Haut wieder her. Rohes Pflanzenfett entfernt freie Radikale, kehrt Herzkrankheiten um, verbessert das Gewebe des Gehirns, isoliert die Nerven und erzeugt schöne Haut und schönes Haar.

Essenzielle Fettsäuren brauchst du für eine gesunde Haut. Nimm 4 Esslöffel am Tag. Ideale Quellen sind Chia, Hanf- oder Leinsamen (in der Kaffeemühle mahlen, dann auf das Essen streuen oder ins Getränk geben oder einfach eine Handvoll in den Vitamix und mit Wasser pürieren). Das ist einfacher, als die Öle zu kaufen, denn Öle aus dem Laden werden schneller ranzig und kosten mehr. Gesunde Fette und Öle wie Omega 3, 6 und 9, Nüsse und Samen (Lein, Hanf, Chia und so weiter) können neue Elastizität in das Gewebe bringen. Fischöle waren einmal gesund, aber fast alle Fische sind heutzutage mit Schwermetallen und Quecksilber belastet.

Nimm 1 Esslöffel frisches (nicht ranziges) Leinsamen- oder Hanföl viermal am Tag. Fange damit morgens an, bevor du etwas anderes zu dir nimmst. Menschen, die das machen, merken, wie ihre Falten verschwinden.

Kein Zucker! Er ist wirklich schlecht für die Haut. Er vernetzt die Eiweiße.

Kein Koffein, Alkohol, Fleisch, Zigarettenrauch – Rauchen schädigt das Bindegewebe, weil es die Blutgefäße zusammenzieht.

Sport ist ein Muss. Du musst dich bewegen, damit der Kreislauf und die Lymphe in Fahrt kommen. Bewege dich jeden Tag, treibe an jeden zweiten Tag Sport. Tanze. Steh einfach alle Stunde einmal auf und springe auf und ab, mach Seilspringen, renne, jogge, geh spazieren, schwimme, hüpfe auf dem Mini-Trampolin.

Mach das auf jeden Fall: Dusche rund ein Dutzend Mal abwechselnd mit heißem und eiskaltem Wasser, und zwar mehrmals am Tag, um deinen Körper zu beleben, den Kreislauf in Schwung zu bringen und die Lymphe zu bewegen.

Sauerstoff. Geh oft an die frische Luft. Atme tief ein.

Iss jede Menge Beeren. Beeren enthalten einen hohen Anteil Flavonoide, die Anthocyane, die das Bindegewebe kräftigen. Besonders gut sind Heidelbeeren, ebenfalls geeignet sind Brombeeren, Kirschen, Cranberrys, Himbeeren, Trauben und Hagedorn.

Heidelbeeren haben einen hohen Gehalt an Vitamin C und Bioflavonoiden, sie kräftigen das Bindegewebe und die kleinen Blutgefäße und Kapillaren. Das hält die Haut jung.

Bioflavonoide wirken entzündungshemmend (und zwar so gut wie verschreibungspflichtige Medikamente) und antimikrobisch. Als Teil des Vitamin-C-Komplexes verhindern Bioflavonoide, dass sich Arterien verhärten, kräftigen die Blutgefäße und stützen das Kollagen. Sie halten das Bindegewebe zusammen, mindern Abschürfungen, innere Blutungen, Blutsturz, Schwellungen, Besenreiser

Sport bringt Kreislauf und Lymphe in Schwung.

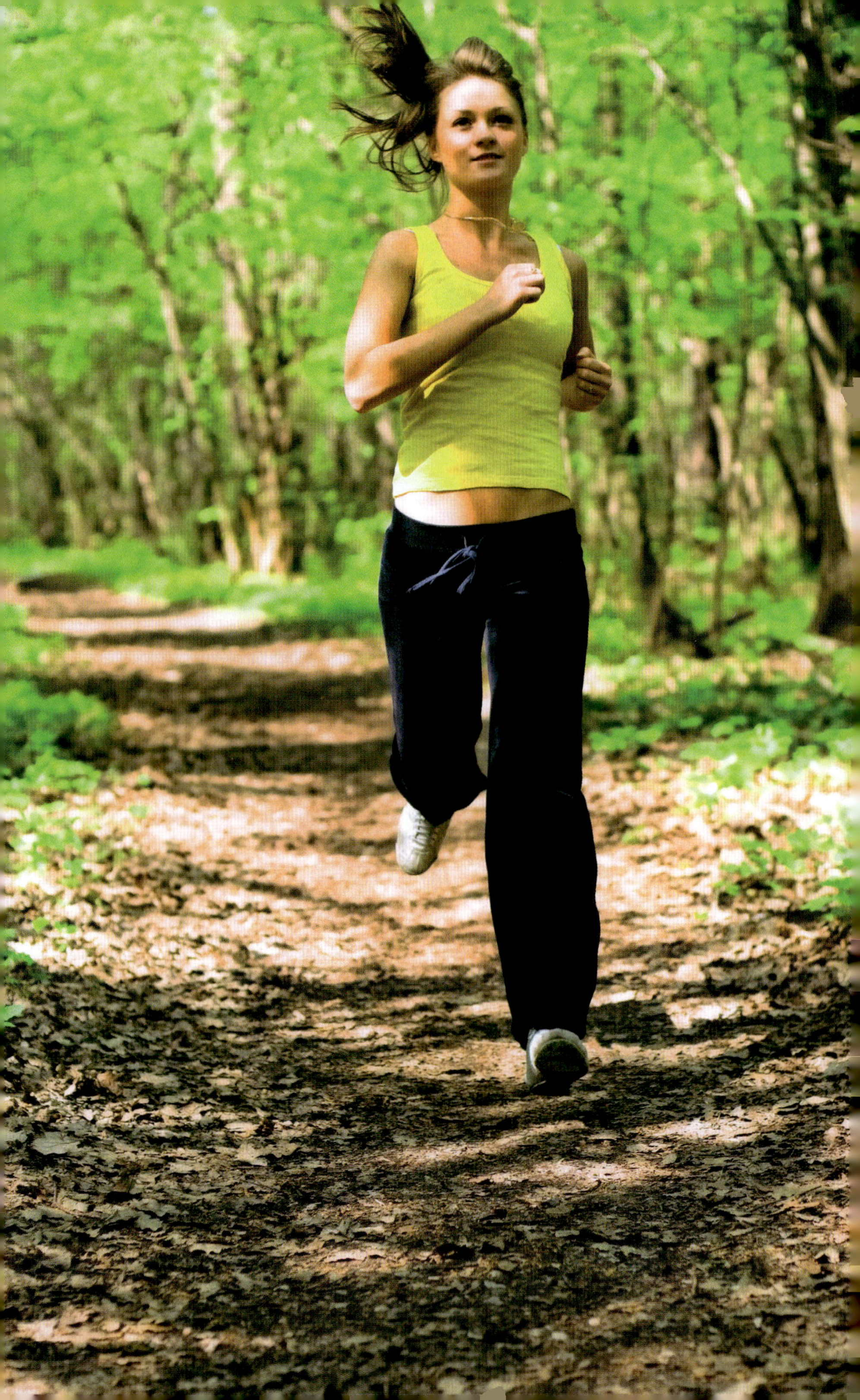

und Krampfadern, senken den Cholesterinspiegel, stimulieren die Gallenproduktion, stärken das Immunsystem und bekämpfen Entzündungen, Infektionen und Herpes. Dein Körper kann sie nicht erzeugen, deshalb müssen sie von außen durch frische Nahrung zugeführt werden. Gute Quellen von Bioflavonoiden sind Heidelbeeren, Kirschen, Meerespflanzen, Paprika, Kurkuma, Ingwer, Alfalfa, die weiße Schicht in der Schale der Zitrusfrüchte, Buchweizen, Hagebutte, Brennnesseln, Krauser Ampfer, Holunder, Hirtentäschel und Wacholderbeeren.

Beta-1, 3-D-Glucan. Ein Polysaccharid aus Bierhefe. Pilze, Gerste und Hafer enthalten es auch. Betaglucan stärkt die Immunabwehr, beschleunigt die Heilung, neutralisiert Erreger, reduziert Entzündungen, bekämpft Tumore, Erkältungen und Grippe, Virusinfektionen, Pneumonie, Sinusitis, Bronchitis. Es verjüngt die Haut, reduziert Falten, gibt der Haut Elastizität, hält sie feucht und hydratisiert. Es wird sogar gegen Melanome eingesetzt.

Biotin. Ein B-Vitamin, bekämpft Haarausfall, Dermatitis, Ekzeme, Schuppen und Seborrhö. Es kommt in Himbeeren, Grapefruit, Tomaten, Hefe und Nüssen vor.

Klettenwurzel. Ein großartiges Mittel zur Leberreinigung, nichtsteroidal und entzündungshemmend. Gut zum Hormonausgleich, antibakteriell, antifungal und ein toller Entgifter für die Haut. Hilft bei Ekzemen und Psoriasis. Es ist eines der fantastischen Hautreinigungsmittel der Natur und einer der besten Blutreiniger.

Trinke einen Saft aus Klettenwurzel, auch Karotten, Äpfel, Sellerie, Ingwer, Klettenwurzel, Kohl, Ananas.

Weichmacher. Darunter versteht man Substanzen, die die Haut weich und glatt machen. Weil Weichmacher die Haut mit einem dünnen Film überziehen, der die Feuchtigkeit hält, ist sie dann weniger rau.

Seetang ist einer der besten Weichmacher der Natur. Das Öl im Eiklar ist sehr beliebt. Dabei handelt es sich um Weichmacher und Emulgatoren, die der Dehydrierung entgegenwirken und die Haut schmieren, wenn man sie äußerlich anwendet.

Escin. Ein Saponin aus der Rosskastanie. Es baut Schwellungen ab, erhöht die Zirkulation und Flexibilität. Äußerlich anwenden.

Hyaluronsäure. Ein natürlich vorkommendes Mucoplysaccharin, das dem Bindegewebe dabei hilft, Feuchtigkeit anzuziehen und zu speichern. Toll für die Augen und Gelenke, bringt Nährstoffe in die Zellen und holt Abfall heraus. Es verbessert deutlich wahrnehmbar die Hautqualität und reduziert Falten.

Fulvinsäure aus Shilajit. Als stärkstes natürliches Elektrolyt stellt Fulvinsäure das elektrische Gleichgewicht beschädigter Zellen wieder her, neutralisiert Gifte und eliminiert Nahrungsmittelvergiftungen innerhalb von Minuten. Fulvinsäure macht Mineralien bioaktiv und verfügbar. Sie hilft also beispielsweise dem Körper, Kalzium besser aufzunehmen. Daraus erwächst ein schnelleres Knochenwachstum und die Regeneration neuen Gewebes für Menschen, die an Osteoporose leiden. Ein Mangel an Mineralstoffen lässt uns schneller erkranken, schneller altern und beschädigt schneller unser physisches Wohlbefindens als jeder andere Faktor. Anorganische Mineralien sind für uns wertlos, aber sobald eine Pflanze sie aufnimmt und transformiert, kann unser Körper die neuen „organischen" Mineralstoffe verwerten. Organische Fulvinsäuren werden von Mikroorganismen im Erdreich produziert, damit Nährstoffe und Mineralien in die Pflanze gelangen können. Fulvinsäure bereitet die Mineralien so auf, dass unsere Zellen sie aufnehmen und verwerten können.

Gleichzeitig scheint sie auch jahrelange Kalkanlagerungen in unserem Körper, unseren Gelenken, Arterien und Muskeln aufzulösen. Dadurch werden wir flexibler, behänder und jugendlicher.

Fulvinsäure ist ein starkes Antioxidans, das freie Radikale neutralisieren kann, ohne selbst zum freien Radikal zu werden. Zusätzlich vermag es die Blut-Hirn-Schranke zu durchdringen. Das Sanskritwort „Shilajit" bedeutet „Eroberer von Bergen und Zerstörer von Schwäche". Menschen, die es zu sich genommen haben, preisen seine Wirkung als Wundermittel: Es gibt mehr Energie, löst Verdauungsstörungen, stärkt den Sexualtrieb, hilft bei Problemen im Harntrakt und bei Diabetes, ist ein Antioxidans, wirkt entzündungshemmend, hilft gegen Ödeme, Anämie, Arthritis, Gelenkprobleme, senkt den Cholesterinspiegel, verbessert das Gedächtnis und die Wahrnehmung, verringert Allergien, hilft beim Umgang mit Stress, verbessert Lebensqualität und -quantität. Kurzum: Es kuriert alle Krankheiten.

Astaxanthin. Karotin in roten Meeresalgen, ist zehnmal stärker antioxidativ als Beta-Karotin und 100 hoch 500-mal so antioxidativ wie Vitamin E. Es stärkt das Immunsystem, schützt vor Makuladegeneration. Kann die Blut-Gehirn-Schranke durchdringen, daher vermutlich gut bei Alzheimer, Parkinson und Amyotropher Lateralsklerose (ALS). Rote Meeresalgen helfen großartig als Anti-Aging-Mittel sowie bei der Regeneration und Restrukturierung der Haut. Da sie einen hohen Anteil an Aminosäuren enthalten, unterstützen sie die Kollagenstruktur, die Elastizität und die Festigkeit der Haut, sorgen für weniger Falten und Fältchen und mehr Glätte. Dazu verbessern sie die Hauthydration und Feuchtigkeit.

Bierhefe. Eine der besten Quellen für alle essenziellen Aminosäuren (Eiweiß) und den Vitamin-B-Komplex, enthält viele Mineralstoffe und Nukleinsäuren, die für die gesunde Haut benötigt werden. Weil sie die Leber dabei unterstützt, Fette zu brechen, hilft sie bei Akne und anderen Problemen mit fettiger Haut.

OPCs – Oligomere Proanthocyanidinkomplexe. Eine Gruppe der Bioflavonoide, die sich aus Polyphenolen zusammensetzt. OPCs werden generell entweder aus Traubenkernen oder Kiefernrinde extrahiert. Es sind potente Antioxidantien, die freie Radikale zerstören und somit den Alterungsprozess aufhalten. Freie Radikale schwächen die Zellmembranen, verursachen Entzündungen, genetische Mutationen, und führen zu schwerwiegenden Gesundheitsproblemen wie Krebs oder kardiovaskulären Krankheiten. Gut bei vorzeitigem Altern, Immundeffizienz, Allergien oder beim Schutz gegen Umweltverschmutzung. Hindert die Histaminproduktion, was es dem Körper ermöglicht, sich besser gegen LDL-Cholesterin zu verteidigen. Die Aktivität von Vitamin C wird durch alle OPCs gefördert, sie stärken besonders das Kollagen in den Blutgefäßen und erhöhen die kapillare Elastizität, die Zirkulation verbessert sich merkbar. Abschürfungen und Krampfadern treten weniger häufig auf.

Traubenkernextrakt. Ein weiteres wichtiges Antioxidans, das hohe Dosen von OPC-Bioflavonoide aufweist. Es zerstört freie Radikale (und hält somit den Alterungsprozess auf) und stärkt auch Kollagen und Blutgefäße. Gut bei Krampfadern. Es verbessert die Elastizität der Haut, bekämpft Entzündungen und erhöht die Flexibilität der Gelenke.

Fasten: das Beste, was du tun kannst. Wenn du dein Aussehen, deine Gesundheit und dein Leben verbessern willst, faste. Clevere Menschen essen an einem Tag in der Woche einfach nichts. Das hat erstaunliche Folgen. Am einfachsten macht man einen 24-Stunden-Fastentag, indem man nach dem Mittagessen bis zum Mittagessen am darauffolgenden Tag nichts mehr zu sich nimmt. Das ist gar nicht so schwer. Trinke in dieser Zeit Wasser. Wenn du etwas Zutrauen gewonnen hast, kannst du jeden Monat oder jeden zweiten Monat drei Tage lang fasten (trotzdem solltest du nicht auf den einen Fastentag pro Woche verzichten). Es funktioniert! Nach einiger Zeit wird dein Gesicht jünger aussehen. Darüber gibt es ganze Bücher. Ohne Fasten hat der Körper nie eine Möglichkeit zur Tiefenreinigung. Gib ihm eine Chance, dass er mal

Großputz macht. So wie du ein oder zwei freie Tage brauchst, um dich zu erholen und nicht zu erschöpfen.

Gelee Royal. Damit füttern die Arbeitsbienen die Bienenkönigin, damit sie fünfzigmal länger lebt als alle anderen Bienen. Es ist voller B-Vitamine, Kalzium, Eisen, Kalium und Silizium und enthält Enzyme, Aminosäuren und sogar ein oder zwei Sexualhormone. Es ist ein natürliches Antibiotikum, schenkt dir Energie, geistige Wachheit und lässt deine Zellen länger leben. Es enthält auch sehr viel Pantothensäure, die Energie verleiht und gleichzeitig Stress und Schlaflosigkeit verringert. Gut für die Haut, für die Haare, für Hormone, für Menstruations- und Prostataprobleme.

Sangre de Grado. Ein wunderbarer Baumsaft vom Amazonas, der die Haut verjüngt und neues Kollagen bildet. Eines der stärksten antiviralen Mittel.

Schweiß. Steigt die Hauttemperatur, regt das die Kollagenproduktion und die Ausscheidung von Abfällen an. Wenn es dir heiß wird und du schwitzt, schmelzen die Fette und Öle unter deiner Haut und quellen aus den Schweißdrüsen der Haut. Dein Körper speichert im Fett Toxine. Verlässt das Fett deinen Körper, baust du Toxine ab. Fettzellen benötigen etwa 30 Minuten zum Schmelzen (in der ersten halben Stunde besteht Schweiß nur aus Wasser). Um deine fettlöslichen Toxine loszuwerden, musst du also mindestens eine Stunde lang schwitzen – trinke dabei viel Wasser und Elektrolyte.

„Wenn ich jeden Tag Yoga mache, sehe ich jünger aus. Besonders Schwitzen hilft. Eine Freundin beim Yoga sagte mir, eine ältere Frau um die 50 oder 60 habe ihr erklärt, das wahre Geheimnis jugendlicher Haut sei tägliches Schwitzen.“ Jen K.

Sauna. Therapeutisches Schwitzen scheidet Toxine durch die Haut aus. Trockensauna eignet sich am besten, eine Dampfsauna könnte zu viel Chlor haben, das Lungen und Körper vergiftet.

Seetang (siehe das vorangegangene Kapitel). Wenn du nur ein Mittel einnehmen willst – nimm Seetang! Die Wirkung von Seetang auf die Haut ist legendär! Tang ist die beste Quelle für assimilierbare Mineralien. Er verbessert den Kreislauf, den Lymphabfluss, heilt Narben und erweitert die Kapillaren in deiner Haut. Die Mineralien im Tang ermöglichen den Hautzellen die Speicherung von Feuchtigkeit, sie werden glatter und elastischer. Manche Tangarten haben Moleküle, die Kollagen gleichen. Also lege dir etwas Tang auf das Gesicht, wann immer das geht. Dann kann es Wunder wirken. Tangbäder sind ideal für die Haut und wirken gegen Cellulite. Seetang ist ebenfalls die beste Jodquelle für eine schwache Schilddrüse, die die Haut empfindlich macht. Weil wir gerade dabei sind: Gib deinem Badewasser Tang hinzu. Das hilft beim Ausscheiden von Toxinen aus dem Körper und ersetzt sie durch gute Vitamine und Mineralstoffe. Er gleicht sogar deine Hormone aus. Fast jede Art von Seetang kann das, aber besonders ideal ist Kombu, weil es sehr viel Germanium enthält, das die Haut braucht. Arame enthält viel Jod, ist also gut für die Schilddrüse, und erzeugt eine faltenfreie Haut und wunderschönes Haar. Wakame und Irish Moos enthalten viele Elektrolytmineralien und Schleimstoffe, die den Körper entgiften und Haut, Haar und Nägel pflegen.

Karotin (Vitamin-A-Familie). Fettlösliche Vitamine, die Fette und Enzyme zur Absorption brauchen. Äußerst wichtig für die Gesundheit von Haut, Haar, Zahnfleisch und Zähnen.

Alpha-Karotin. Eine Vorstufe des Vitamins A. Karotten, Kürbisse und anderes rotes, orangefarbenes und gelbes Obst und Gemüse. Enthält weniger Vitamin A als Beta-Karotin, ist aber als Antioxidans stärker und schützt effektiver gegen Haut-, Leber- und Lungenkrebs.

Verzichte auf Zucker! Es gibt nur wenig, das die Haut schneller altern lässt als Zucker (außer vielleicht Zigaretten und Stress).

Zucker schwächt die Elastizität des Gewebes, es wird dann spröde und runzlig. Es erschwert den Zellen, sich zu verjüngen. Das Einzige, was Zucker in deinem Körper bewirkt, ist, Erregern (Pilzen, Schimmel, Hefepilzen, Bakterien, Viren, Parasiten) Nahrung bereitzustellen und dein Pankreas und deine Nebennieren zu überlasten.

Brombeerblattextrakt ist das topaktuelle Wundermittel gegen Falten, weil es das Kollagen und Elastin unterstützt. Der Extrakt bekämpft MMP-Enzyme, die die Eiweiße der Haut aufbrechen und dadurch die Haut spröde und runzelig machen. Brombeerblattextrakt weist, ähnlich wie grüner Tee, zudem antioxidative Eigenschaften auf.

Apropos MMP-Hemmung: Das Extrakt aus chinesischer Eschenrinde enthält Antioxidantien, die gegen UV-Strahlen und Hautalterung schützen. Denn auch sie bekämpfen die MMP-Enzyme, die das Eiweiß, das Kollagen und das Elastin der Haut aufbrechen.

Jojobaöl. Entzündungshemmendes und antioxidatives Öl, das die Haut repariert und ausgleicht. Ideal bei trockener Haut und gegen Schwangerschaftsstreifen. Es ist für die Haut besser als Kokosnussöl, weil es die Haut atmen lässt.

Sojamilch auf dem Gesicht. Sie erhöht die Produktion von Hyaluronsäure durch die Haut.

Frische Kokosmilch in Kokosnüssen. Hat wenig Zucker und praktisch kein Fett. Sie enthält aber sehr viel Vitamin C, B-Vitamine, Eiweiße und Elektrolyte. Sie eignet sich für alles, angefangen von rissigen Lippen oder Hautproblemen wie etwa Pickeln bis hin zu Krebs. Sie unterstützt die Arbeit der Gallenblase, der Nieren, der Leber und der Schilddrüse.

Brokkoli. Enthält viel Chrom. Bekämpft Zuckersucht (Zucker gehört zu den Dingen, die uns sehr schnell altern lassen). Brokkoli optimiert die Insulinaktivität und bremst schnelles Altern. Er hilft bei der Krebsvorbeugung, schützt Herz und Kreislauf, baut starke Knochen auf, enthält viel Vitamin A und ist eine sehr gute Quelle für Vitamin C und Kalzium.

Aloe vera. Sie ist eine der Wunderpflanzen dieses Planeten. Sie ist so fantastisch, als hätten Außerirdische sie hiergelassen. Verletze ein Blatt mit einem Schnitt und sie heilt sich selbst! Lege sie auf deine Haut und sie zieht hinein – durch deinen ganzen Körper bis ins Blut – und dort macht sie sich an die Arbeit. Sie enthält viel organisches Silizium und trägt zur Erstarkung der Zellen, der Arterienwände, der Schleimhäute und des Bindegewebes von Knorpeln und Knochen bei. Gleichzeitig heilt sie Hautkrebs, Hämorrhoiden und Krampfadern. Sie stimuliert die Lymphbewegung und enthält sogar eine aspirinartige Salizylsäure. Ein Aloe-vera-Gel wirkt gegen Pickel und Falten, trockene und schuppige Haut. Je frischer, desto besser. Züchte die Pflanze selbst, schneide sie auf und creme mit dem Gel dein Gesicht und deine Haut ein. Schneide Blätter ab und wirf sie (mit Haut und allem) in einen Mixer wie etwa den Vitamix und verflüssige sie zum Beispiel mit Orangensaft. Aloe vera ist sehr bitter, weil sie Schwefel enthält und wirkkräftige basische Antioxidantien, aber genau aus diesem Grund wirkt sie so gut. Wenn du zu viel nimmst, kriegst du Durchfall, aber das ist auch in Ordnung – dein Verdauungs- und Ausscheidungssystem werden von der Aloe durchgeputzt (Aloe wird auch bei Dickdarm-, Magen- und Rektalkrebs eingesetzt). Deine Haut kann nicht vor Gesundheit glänzen, wenn dein Körper mit Giften verstopft ist. Ein sauberer Darm und eine saubere Leber und saubere Nieren bedeuten auch eine bessere, gesündere Haut.

Rucola. Ist basisch und neutralisiert saure Abfälle im Körper, im Blut und im Lymphsystem. Es enthält viel Schwefel und ist gut für Haut und Leber.

Zink. Ist essenziell für Haut und Kollagen. Es hilft bei der Reparatur von DNA-Schäden und verhindert Falten, Schwangerschaftsstreifen und so weiter. Empfohlen ist die Einnahme von 50 Milligramm ein- oder zweimal täglich, ebenso sollte zinkreiche Nahrung gegessen werden. Zinkhaltige Nahrungsmittel sind unter anderem Mohnsamen, Kürbiskerne, Pinienkerne, Sonnenblumenkerne, Sesam, Pekan-, Cashew- und Macadamianüsse sowie Kokosnuss.

Kamille. Ist gut für Haut und hilft gegen Stress, Ekzeme, Diarrhö, Menstruationsstörungen.

Dimethylsulfoxid (DMSO) auf der Haut hilft, alle möglichen Probleme wie etwa virenverursachte Krankheiten, Herpes, Schuppen, Warzen und Leberflecke loszuwerden. DMSO zieht Wasser an und versorgt mit Sauerstoff. DMSO bringt rasch Sauerstoff in den Körper und hilft dabei, den pH-Wert des Körpers zu regulieren.

Die weiße, teigige Haut, die man bei so vielen älteren Leuten sieht, kommt daher, dass ihre Haut (und ihre Körper) nicht mehr ausreichend Sauerstoff für ihre Zellen bekommt. Die Zellen sind kaum noch am Leben, sie wurden von künstlicher, verarbeiteter Nahrung produziert und lassen kaum noch Nährstoffe herein oder scheiden kaum noch Abfälle aus. Sie leben nicht das Leben, das die Natur für sie vorgesehen hat.

Hänge kopfüber an einem Inversionstisch, damit Blut in deinen Kopf kommt. Massiere dein Gesicht und deinen Kopf, während du hängst. Dann schaukle vor und zurück, damit Blut und Lymphe hoch und runter fließen, den Abfall mitnehmen und neues Blut für die Runde 2 kommt. Mach das jeden Tag 15 Minuten lang.

Hüpfe jeden Tag 15 Minuten lang auf einem Mini-Trampolin, damit sich jede einzelne Körperzelle dehnt und zusammenzieht. Das zwingt den Abfall heraus und lässt Nährstoffe und Sauerstoff hinein.

Bei Cellulite iss drei Tage lang nur Grapefruit oder trinke Grapefruit-Saft. Dazu Sport und viel Sonnenlicht.

Entspannen und Entstressen sollte auf deiner Maßnahmenliste für schönere Haut ganz oben stehen. Bist du gestresst, besorgt oder ausgebrannt, zeigt sich das in deinem Gesicht und auf deiner Haut. Der Körper muss sich ausruhen, um wieder heil zu werden.

Die Hoden produzieren das Hormon Testosteron, das wiederum für die Haare im Gesicht und am Körper verantwortlich ist sowie für den zurückweichenden Haaransatz, Körpergeruch, Stimmbruch, größere Muskeln, fettige und dicke Haut. Wenn deine Hoden ein Problem haben, wird die Haut dünner, weniger fett, Muskeln bilden sich nur schwer, die Stimme ist hoch und das Haar leidet.

Trockene Haut beim Entgiften. Wenn sich Menschen zu 100 Prozent auf Rohkost umstellen, dann stoßen ihre Körper den ganzen toxischen Abfall ab, der sich ein Leben lang in ihren Zellen angesammelt hat. Während dieser Entgiftungsphase kann es vorkommen, dass sie stinken, sich erschöpft von den vielen Toxinen in ihrem Blut und zeitweise sogar krank fühlen und (oh je!) ihre Haut trocken und alt aussieht. Manche verlieren sogar Haare. Das ist ganz normal, weil Toxine durch die Haut austreten, inklusive sehr viel Salz, das in den Zellen gespeichert war. Und Salz trocknet aus. Schmiert euch jetzt bloß keine handelsübliche Feuchtigkeitscreme oder Lotion auf die Haut. Einfach mit der Bürste die tote Haut abbürsten und vielleicht etwa Aloe oder Jojobaöl auf die Haut aufbringen.

Braeburn-Äpfel. Natürlicher Sonnenschutz. Braeburn-Äpfel verfügen über besondere antioxidative Verbindungen, die Phenole, die Schutz vor UV-B bieten. Also iss einen oder zwei Braeburn-Äpfel am Tag!

Zwiebeln. Zwiebeln sind gut für die Haut und eine starke Medizin für Herz und Blut. Sie verringern „schlechtes“und fördern „gutes“ Cholesterin, lösen Blutgerinnsel auf, verdünnen das Blut, sind ein natürliches Antibiotikum. Zwiebelöl verhindert die Bildung von

Krebszellen und hat einen guten Einfluss auf Asthma und Allergien. Zwiebeln vermögen Hundebisse zu desinfizieren, heilen Mundgeschwüre, schlechte Augen, lassen schlafen, mildern Zahnschmerzen, Verbrennungen, Fleischwunden, Haarausfall, Kopfschmerzen, Schlangenbisse, Hautabschürfungen und bringen einen verdorbenen Magen in Ordnung. Zwiebeln enthalten Schwefel, der schön macht, weil er die Leber und die Haut reinigt, antiseptische Wirkung hat und das Bindegewebe aufbaut. Ihr stimulierendes Öl verbessert den Fluss von Verdauungssäften und ermöglicht eine bessere Aufnahme von Nährstoffen. Die schwefeligen Öle haben eine antiseptische Wirkung, verhindern Fäulnis in den Därmen, indem sie das Wachstum schädlicher Bakterien hemmen. Zwiebeln verdünnen das Blut, weil sie Fette und Eiweiß auflösen und die Aufnahme von mehr Sauerstoff erleichtern. Gleichzeitig senken sie das Risiko für Herzkrankheiten.

Coenzym Q 10. Ein Antioxidans, das Falten und Beschädigungen der Zellen durch UV-Strahlung reduziert.

Orangenöl. Kaltgepresst aus Orangenschalen, ideal bei Falten. Stellt sowohl bei trockener als auch bei fettiger Haut das Gleichgewicht wieder her und lässt die Haut jung bleiben, weil es die Kollagenproduktion anregt.

Orangenschale. Steckt voller Bioflavonoide (wie Hesperedin), ein toller Ballaststoff, der Gifte ausschwemmt. Reich an Pektin. Gibt es als Orangenschalengranulat, das man über den Salat oder das Dessert streut, in Smoothies mixt oder einfach mit dem Löffel isst.

Brennnesseln. Eine der besten Quellen für Silizium, fördert die Funktion der Schilddrüse, hilft bei der Fettverbrennung und führt Energie zu. Brennnesseln sind sehr basisch. Das neutralisiert sau-

Brennnessel

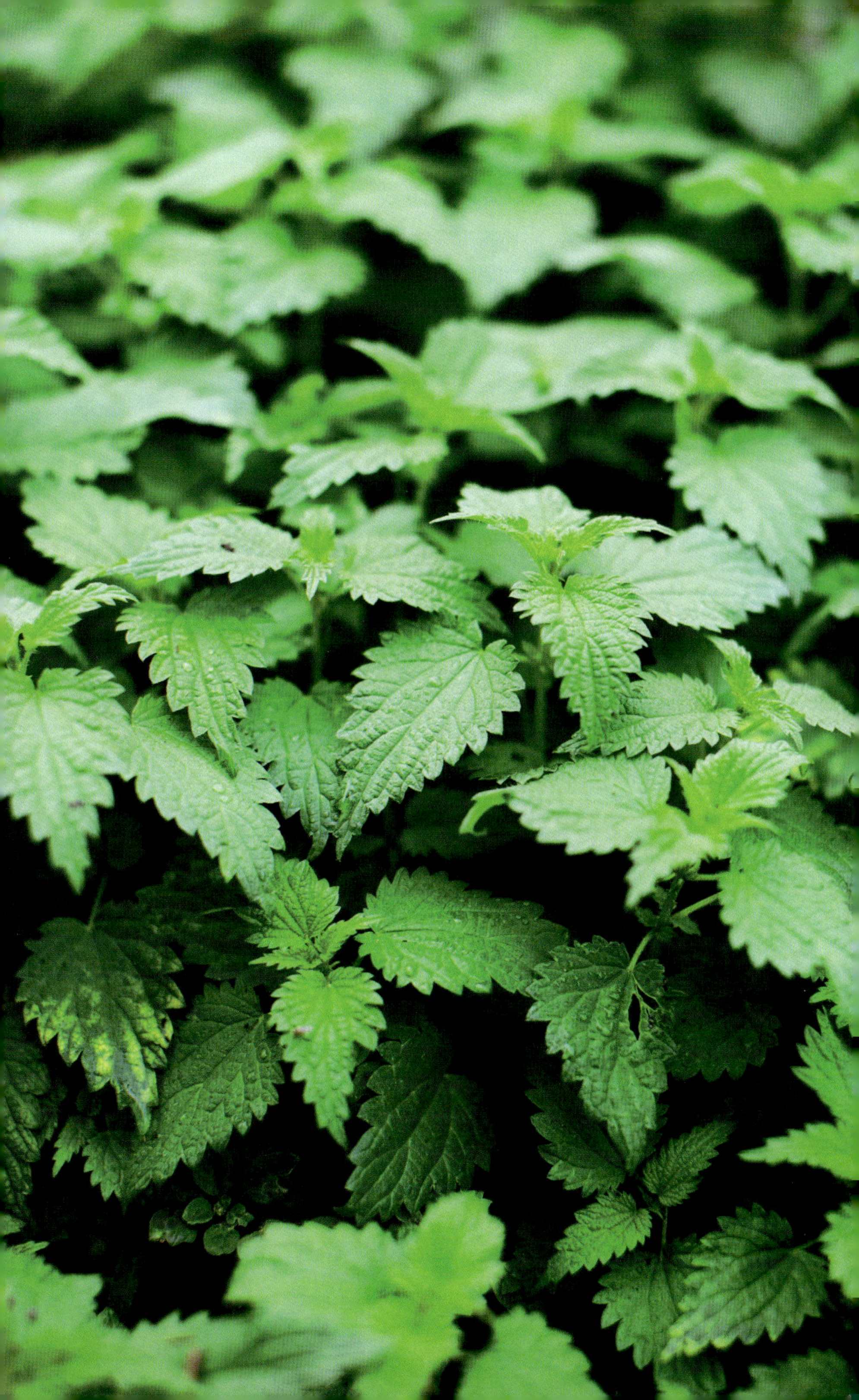

re Abfälle und schwemmt sie aus. Sie reinigen das Blut und machen die Haut gesund. Brennnesseln enthalten Vitamin C, sind reich an Mineralstoffen und unterstützen die Leber, die dann der Haut hilft.

Ginkgo biloba. Das Extrakt aus dem Blatt des Ginkgobaums bekämpft die Auswirkungen des Alterns. Es sorgt dafür, dass mehr Blut und Sauerstoff durch den Körper geschickt werden. Ein starkes Antioxidans, es bringt auch Elastizität in die vom Cholesterin verhärteten Blutgefäße.

Rosmarin. Er gehört zu den besten Antioxidantien und Stimulanzien von Mutter Natur und ist als Anti-Aging-Kraut berühmt. Rosmarin stimuliert alles im Körper, auch die Blutversorgung im Kopf, ist daher gut für das Gedächtnis und bei altersbedingten Problemen. Wenn man ihn auf dem Kopf zerreibt, regt er das Haarwachstum an. Iss den Samen (wie Sesam, Sonnenblumen, Kürbis, Chia, Hanf und so weiter). Weiche ihn über Nacht ein, das eliminiert die Enzymhemmer. So hast du mehr davon.

Avocados und Durianfrucht. Ideal für Haut und Haare.

Weizengrassaft. Ein tolles Hautreinigungsmittel, wird durch die Haut als Nährstoff aufgenommen.

Weihrauch. Ein Entzündungshemmer, der das Bindegewebe unterstützt. Weihrauch ist bei Gelenkrheumatismus höchst effektiv, ebenso bei Arthrose, Schmerzen im unteren Rücken, Myositis und Fibrocystitis.

Rosmarin

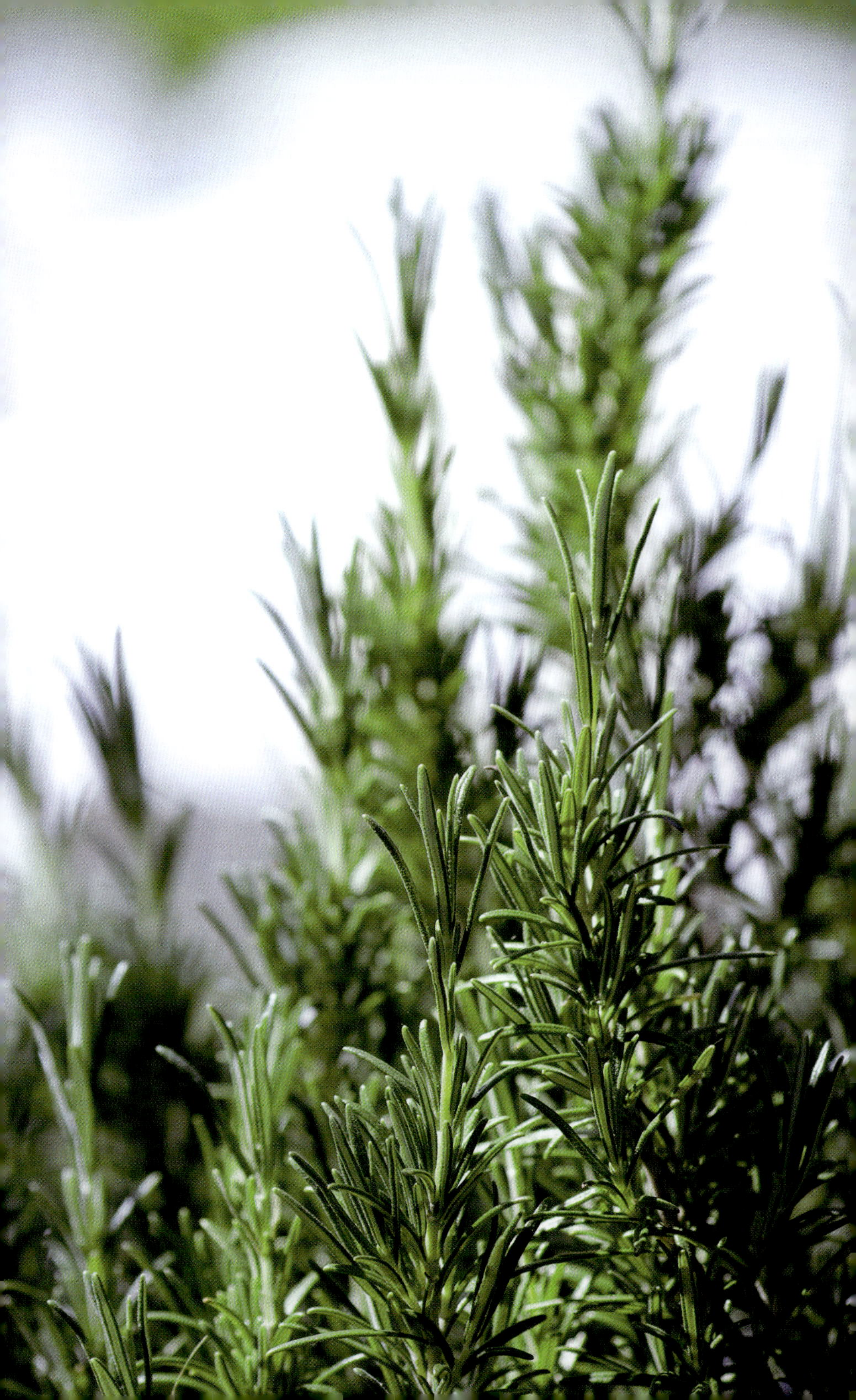

Kurkuma. Ein mächtiges Antioxidans, entzündungshemmend wie sonst nur Kortison. Es hilft bei der Blutreinigung, bei der Verjüngung des Gewebes, bringt neue Kraft, stimuliert die Leber, bekämpft Pickel, bringt der Haut Farbe und Frische. Zu Salaten, Smoothies und Snacks und so weiter hinzufügen.

Thymian. Daraus lässt sich zu Hause ganz einfach ein Balsam herstellen, der bei der Gesichtspflege und bei Hautproblemen wie Ausschlag, Akne, Schnitte, Verletzungen, Geschwüre, Verbrennungen und so weiter gute Dienste leistet. Ein perfektes Antiseptikum sowohl für die innere als auch die äußere Anwendung, zur Bekämpfung von Bakterien, Viren, Infektionen und Pilzen in Verdauungs-, Atem-, Genital- und Harntrakt. Hilft bei der Entgiftung der Leber und der Gallenblase und belebt das gesamte Verdauungssystem. Ideal bei Anämie, Verstopfung, für den Blutkreislauf, zum Austreiben von Würmern und Läusen, bei Fußpilz, Ringelflechte, Candidiasis, Kraniomandibulärer Dysfunktion (CMD), Falten, Depressionen, Mattigkeit, Ängsten, Schlaflosigkeit, Harnwegsinfektionen, Gicht und bei der Heilung von ansteckenden Krankheiten der Geschlechtsorgane.

Sarsaparille. Entzündungshemmendes und reinigendes Kraut, das schnell Erleichterung bei Hautproblemen wie Psoriasis, Ekzemen, Jucken, Gicht und Gelenkrheumatismus schafft.

Ysop. Ein entzündungshemmendes Kraut, das die Haut bei der Heilung von Blutergüssen und Schnitten unterstützt. Ysop hat – ähnlich wie Kampfer – einen starken Duft durch seine ätherischen Öle. Sie helfen bei einem gereiztem Verdauungs- und Atmungssystem.

Cayenne. Ein starkes Stimulans und super Blutverdünner. Stimuliert den Kreislauf und die Körpertemperatur und den ganzen Körper. Er regt den Körper zur Bildung von Schleim an, der entzündete oder offene Wunden und Geschwüre überzieht. Regelmäßige Einnahme hilft gegen Blutgerinnsel, Herzerkrankungen und so weiter. Cayenne trägt bei Diabetikern dazu bei, erhöhte Zuckerwerte abzubauen. Bei Überzuckerung solltest du trotzdem auf scharfen Pfeffer verzichten, weil er den Blutzuckerspiegel senkt. Er fördert das Immunsystem, bekämpft schuppige Haut, ist ein natürliches Antibiotikum, erhöht die Absonderungen des Verdauungstraktes und mildert so Blähungen und Koliken. Wird Cayenne mit Kräutern eingenommen, erhöht das die Aufnahme und Wirkung der anderen Kräuter.

Färberdistel. Sie ist äußerst effizient bei der Senkung des Cholesterinspiegels. Ihre abführende Wirkung erleichtert die Darmbewegungen. Sie fördert die Menstruation, kuriert Bauchschmerzen und hilft der Haut, offene Wunden und Blutergüsse zu heilen. Wird bei vielen Arten von Hautkrankheiten wie Ausschlag oder Masern eingesetzt.

Rotklee. Enthält vier Phytoöstrogene, zwei davon kommen auch in Soja vor. Unterstützt die Regulierung des Hormonhaushalts und schützt den Körper vor Krebs und anderen Auswirkungen einer Östrogendominanz. Hilft bei der Hautheilung, aber auch bei Problemen der Prostata, in der Menopause (Hitzewallungen und so weiter).

Wurzel der Pfingstrose. Nützlich bei Gicht, Asthma und Schwellungen, säubert das Blut, lindert Blutergüsse, Eitergeschwüre, Abszesse, Kopfschmerzen, Blasenentzündungen. Bei der Behandlung von Zuckungen und Epilepsie, Husten, Darm- und analen Krämpfen wirkt sie krampflösend.

Coleus forskohlii. Ein wunderbares ayurvedisches Kraut, das bei Asthma und Ekzemen verwendet wird. Gut bei Psoriasis, Entzündungen, hohem Blutdruck, Anspannung, Glaukom, stärkt das

Herz, verdünnt das Blut, verringert Plaque in den Arterien und hilft bei der Regulierung der Schilddrüse. Es erhöht auch ATP (Energie) und cAMP (Cyclisches Adenosinmonophosphat, falls du das wissen willst), die Stickoxide anregen, die die Blutgefäße der Lunge und in den Genitalien erweitern – wie Viagra.

Eibischwurzel. Hat hohen medizinischen Nutzen, besonders bei der Beruhigung der Schleimhäute. Sie hilft bei entzündeter Haut, Eitergeschwüren und Abszessen. Sie beruhigt Hautreizungen und heilt gleichzeitig die Störung. Wird bei allen Hautproblemen wie Hautgeschwüren und so weiter eingesetzt.
Alpha-Hydroxysäure. Darüber wird in Werbeanzeigen für Hautpflegemittel viel geredet. Sie kommt in Nahrungsmitteln wie Äpfeln, Trauben, Zitrusfrüchten, Zuckerrohr und Sauermilch vor, aber auch im Körper. Sie löst den Stoff auf, der die Zellen „zusammenleimt" und die Haut dadurch rau werden lässt. Werden die oberen Hautschichten gelockert und abgestoßen, kommt darunter eine straffere Schicht zum Vorschein. Es gibt unterschiedliche Arten dieser Säure. Glykolsäure wird aus Zuckerrohr gewonnen, sie wirkt schnell und tief, kann die Haut aber reizen und röten. Milchsäure aus Sauermilch wirkt nicht so tief und reizt weniger, daher nehmen sie mehr Menschen. Tatarische Säure aus Trauben, Apfelsäure aus Äpfeln und Zitrussäure aus Zitrusfrüchten reizen die Haut weniger, verbleiben auf der Oberfläche und brauchen länger, bis sie ihre Wirkung zeigen. Mittel mit niedrigem pH-Wert um die 2,5 (sie sind saurer) wirken schneller als Mittel mit einem pH-Wert von 4,5. Die Haut an sich ist sauer, daher braucht sie Säure, um gesund zu bleiben.

Silicea. Silizium wird für gesunde Haut, Knochen, Gelenke, Haare, Nägel und Zähne benötigt. Ein Mangel erzeugt Eiterausscheidungen der Haut, eine sehr langsame Wundheilung und einen unangenehmem Körpergeruch. Erstaunlich effektiv bei der Heilung von Eitergeschwüren, Pickeln und Abszessen und gut für die Gesundheit von Haaren und Nägeln.

Was ist Kollagen?

Kollagen ist ein Strukturprotein des Körpers, das Bindegewebe (Haut, Arterien, Lungen, Bänder, Venen, Sehnen und so weiter) dehnbar hält, damit deine Haut oder deine Arterien nicht knicken wie trockene Zweige, wenn du dich bückst. (Das ist kein angenehmer Gedanke.) Aber trockene Haut und verhärtete Arterien sind nur die halbe Wahrheit. Was, denkst du, lässt Kollagen verhärten außer einem Wassermangel oder einem Mangel an gesunden Ölen? Zucker und alles andere, was zu viel Glukose erzeugt, wie etwa Kohlenhydrate und praktisch unsere gesamte moderne Ernährungsweise. Zu viel Glukose wirkt wie Leim, der die Kollagenmoleküle vernetzt. Ob du dich nun wegen deiner Arterien oder wegen deiner Falten sorgst – beides Mal sind Zucker und Kohlenhydrate das Hauptproblem. Wird Kollagen vernetzt, kann es die Flüssigkeit nicht mehr speichern und bricht zusammen. Das führt zu trockener, juckender und hängender alter Haut.

Kalkschwamm-Schwefel (Kalziumfluorid). Ist in den flexiblen Fasern von Haut, Blutgefäßen, Bindegewebe, Knochen und Zähnen enthalten. Wird zur Behandlung erweiterter oder geschwächter Blutgefäße eingesetzt wie etwa bei Hämorrhoiden, Krampfadern, verhärteten Arterien und Drüsen. Hilft gegen Zahnfäule und lockere Zähne (das homöopathische Präparat ist weitaus sicherer als das hochtoxische Kalziumfluorid, das in die Zahnpasta und das Trinkwasser gegeben wird).

Ölziehen. Ist ein Anti-Aging- und immunstärkendes Verfahren aus der Volksmedizin, von dem es heißt, es wirke entgiftend. Du wendest es jeden Morgen für etwa 5 bis 15 Minuten an und benutzt ein gutes rohes Öl.

Ein ernsthafter Ratschlag: Hör mit dem Rauchen und Alkohol auf, wenn du eine junge Haut haben willst!

Serrapeptase-Enzym. Es wird auch das „Wunder-Enzym" genannt. Serrapeptase ist ein wirkmächtiges, entzündungshemmendes Enzym, das für seine Fähigkeit gerühmt wird, Plaque aus den Arterien zu lösen und die Wundheilung sowie die Genesung nach chirurgischen Eingriffen zu beschleunigen. Es löst nur totes Gewebe (wie abgestorbene Haut und Arterienplaque) auf und lässt das gesunde Gewebe in Frieden. Es baut Narbengewebe ab, altes wie neues, beseitigt Besenreiser, Falten, reinigt die Nebenhöhlen und gibt uns einen Energieschub.

Ginseng (eine genauere Beschreibung findest du in den vorangegangenen Kapiteln). Wirkt dem Altern der Haut und früher Faltenbildung entgegen.

17 Zum Schluss

Nun hast du alles über die wichtigsten Organe erfahren, die für Gesundheit und Schönheit verantwortlich sind. Wenn sie ordentlich funktionieren, folgt alles andere.

Beachte, wie verbunden alles untereinander ist. Alle Teile müssen als Team zusammenarbeiten. Jedes davon hat eine ganz besondere Bedeutung. Wenn eines versagt, versagen alle. Eine Kette ist nur so stark wie ihr schwächstes Glied. Deshalb müssen wir selbst das „unglamouröseste" Glied genauso wie alle anderen behandeln, ehren und achten. Will man erfolgreich sein, darf es keine Vorurteile geben. Nur Teamwork.

Beachte, wie überall um dich herum die Natur bereitsteht, dir zu helfen. Was manche für nutzlose Pflanzen (Unkräuter) halten, das sind genau die, die uns in unseren schlimmsten Momenten am stärksten unterstützen.

Beachte, wie die Vereinfachung unsere Probleme löst. Kein Geld. Keine komplizierten Eingriffe. Nichts Modernes. Das, was schon seit Anbeginn der Zeit auf unserem Planeten ist, ist alles, was wir brauchen: Natur. Pflanzen. Luft. Sonnenlicht. Wasser. Bewegung. Liebe. Frieden.

Unsere Entscheidungen bestimmen, was wir werden.

Wir können uns anders entscheiden.

Ich habe dir ein bisschen Einblick in das gegeben, was ich auf meiner Reise bis jetzt gelernt habe. Es ist ein kleiner Teil davon.

Es gibt mehr im Leben als das, was wir im Spiegel sehen. Und doch ist das ganze Leben unser Spiegel. Betrachte es gut. Betrachte es wirklich aufmerksam und gut. Hör auf, wie verrückt herumzurennen, und lausche. Dein Körper und dein Gesicht wollen dir etwas sagen. Sie wollen dich nicht niedermachen.

Sie wollen dich befreien.

Nun schau noch einmal hin.

Was du nun im Spiegel siehst, ist das größte Geschenk, das dir je gemacht wurde.

Du.

Die Welt hat es nötig, dass du so gut wie nur möglich bist. Nur so kannst du helfen, sie zu heilen. Wenn du möglichst gut aussiehst, inspirierst du andere.

Zeige ihnen den Weg.

Licht und Liebe.

Bezugsquellen und Adressen

Websites von Markus Rothkranz
www.markusrothkranz.de
www.markusrothkranz.com (englisch)

Produkte von Markus Rothkranz
www.markusproducts.com (englisch)

Die Website zu den grünen Smoothies
www.grünesmoothies.de

Informationen zu Heilpflanzen und Kräutern
www.heilpflanzen-katalog.de
www.kraeuter-verzeichnis.de
www.heilkraeuter.de
www.kraeuter-almanach.de
www.giftpflanzen.com

Versand von Rohkost-Lebensmitteln
www.orcos.com
www.keimling.de
www.pureraw.de
www.rohkoestlich-shop.de
www.wilde-7.de
www.drgoerg.com

Naturheilkundliche Informationen
www.forum-naturheilkunde.de
www.zentrum-der-gesundheit.de
www.datadiwan.de

Fastenärzte und Naturheilärzte (mit Adressensuche)
www.aerztegesellschaftheilfasten.de
www.fxmayr.com
www.zaen.org

Auf meiner Website www.markusproducts.com findest du eine Reihe von empfehlenswerten Nahrungsergänzungen zur Unterstützung deiner Heilung und Gesundheit:

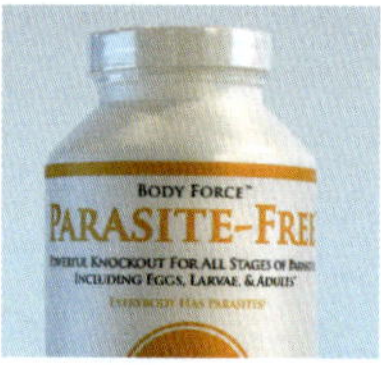

PARASITE-FREE

Dieses Produkt ist mein absoluter Bestseller. Jeder hat Parasiten. JEDER! Und es gibt über 10.000 verschiedene Arten von Parasiten, von den Amöben, die Gehirn und Organe befallen, bis hin zu zehn Meter langen Bandwürmern, die es sich im Darm gemütlich machen. Wir sollten ein- oder zweimal im Jahr eine Parasitenbehandlung machen. Du bist oft müde? Hast Schmerzen? Bist immerzu hungrig? Rate mal, woran das liegt.

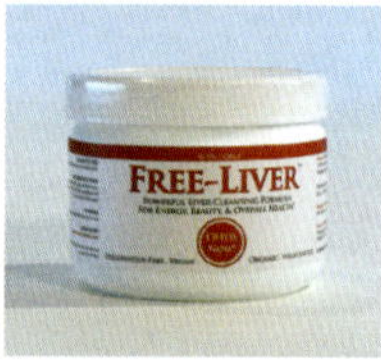

FREE-LIVER

Die Leber ist der Filter des Körpers und daher unser wichtigstes Organ. Jede Krankheit hat ihre Ursache in einer nicht mehr voll funktionsfähigen Leber. Das ganze Cholesterin und alle Giftstoffe landen in der Leber und bilden dort Steine, die dann in die Gallenblase wandern. Die Leber produziert auch Glukose, aus der der Körper seine Energie nimmt. Wenn du oft müde und abgeschlagen bist, solltest du unbedingt deine Leber reinigen! Die Mischung enthält Chanca Piedra, eine Heilpflanze, die Gallensteine buchstäblich auflöst.

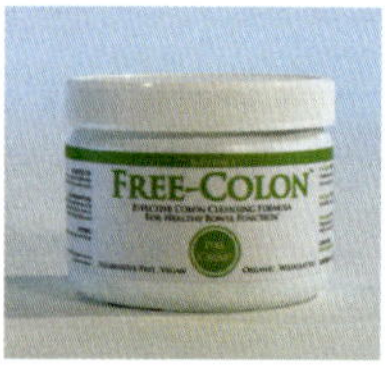

FREE-COLON

Eine Darmreinigung ist das wichtigste. Sie solltest du immer zuerst durchführen. Diese Mischung hilft, die Schlacken auf sanfte Weise abzubauen, ohne dass du ständig aufs Klo rennen musst. Sie enthält viele Ballaststoffe, um den Darm „auszubürsten“ und die abgelagerten Giftstoffe aufzunehmen. Weitere Inhaltsstoffe sind Aloe vera (beruhigt den Darm), Ingwer (unterstützt die Verdauung), Zitronen-Flavonoide (als Antioxidantien) und Cascara Sagrada (als natürliches Abführmittel). Die Mischung wirkt super und reinigt den Darm von oben bis unten!

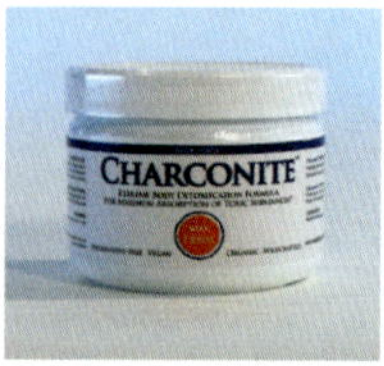

CHARCONITE

Hierbei handelt es sich um eine hochwirksame Kombination aus Kohle und Bentonit, mit deren Hilfe ALLE Giftstoffe, die sich in deinem Körper befinden, absorbiert und ausgeschieden werden. Zusätzlich enthält dieses Produkt Kräuter, die deine Verdauung und Darmtätigkeit unterstützen. Hilft bei Blähungen, Lebensmittelvergiftungen, aufgenommenen Umweltgiften, Verdauungsproblemen sowie Giftstoffen, die durch Krankheit und Parasiten im Körper entstehen.

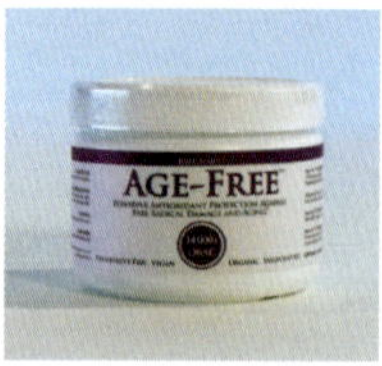

AGE-FREE

Hierbei handelt es sich um ein wirkungsvolles Anti-Aging-Mittel. Die Mischung enthält die stärksten Antioxidantien, die bekannt sind, um die freien Radikalen im Körper unschädlich zu machen, die maßgeblich zum Alterungsprozess beitragen. Sie enthält außerdem Tocotrienole (die beste Quelle für Vitamin E), den vollständigen Vitamin-B-Komplex, Ellagitannin und Kurkuma (zwei der wirkungsvollsten Anti-Krebsmittel), Weintraubenkern-Extrakt, Fo-Ti, Jiaogulan, Mariendistel, Astragalus, Ashwagandha – halt einfach das Beste vom Besten!

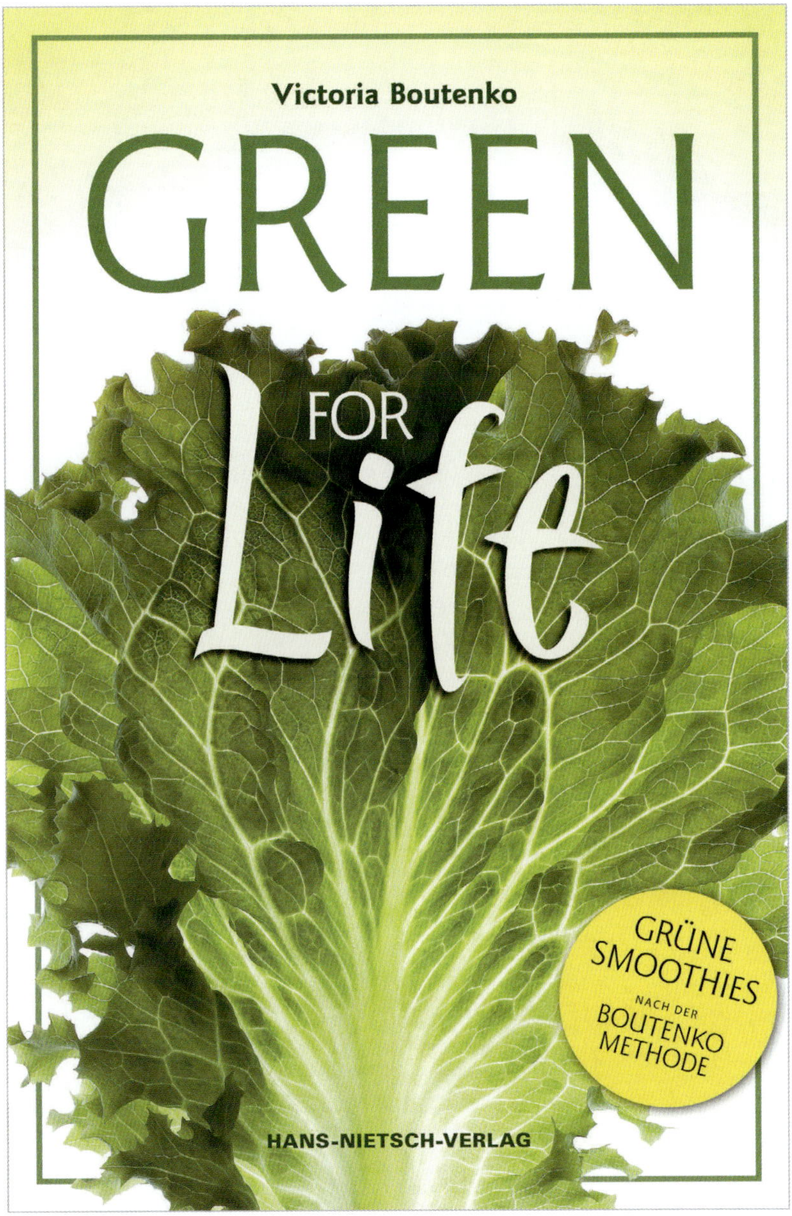
Victoria Boutenko
GREEN
FOR
Life
GRÜNE SMOOTHIES
NACH DER
BOUTENKO METHODE
HANS-NIETSCH-VERLAG